KB272099

뇌전증

뇌전증

이 책은 KMI 한국의학연구소의 제작 지원을 받아 출간되었습니다.

KMI 희귀난치 희망총서 04

뇌전증

이지훈 지음

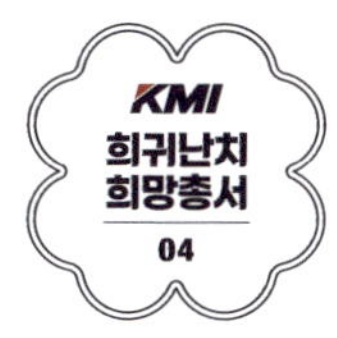

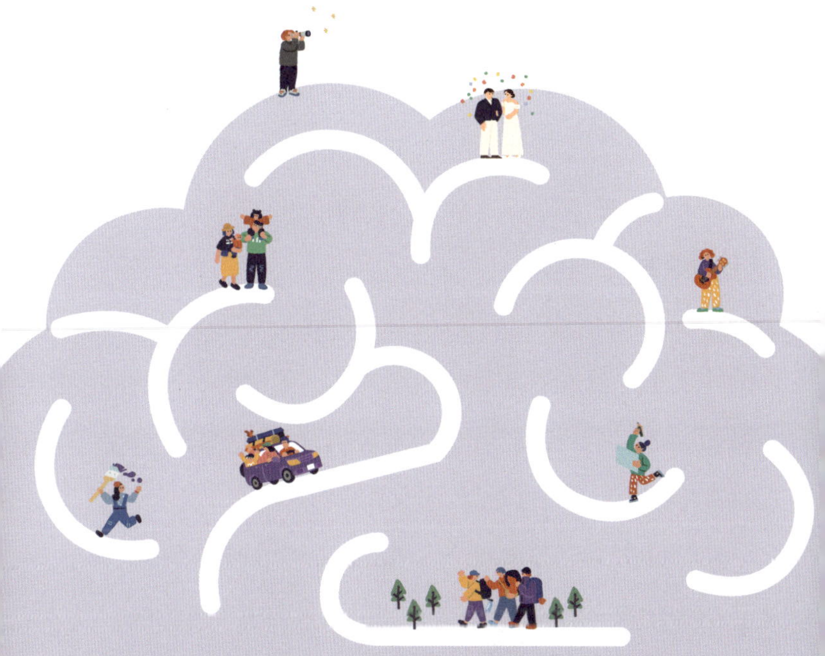

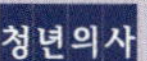

뇌전증을 앓아도 밝은 삶을 살아갈 수 있습니다

청년의사

뇌전증을 앓아도
밝은 삶을 살 수 있습니다

나는 뇌전증 환자다.

여기가 어디지? 앞이 희미하게 보이고 꿈결 같다. 온몸이 쑤시고, 눈이 잘 떠지지 않는다. 얼굴에 모래 같은 것이 묻어 있는 것 같다. '그 일이 또 생긴 건가?' 하는 생각이 들자마자 갑자기 정신이 든다. '제발 그곳이 아니길.'

다행이다. 지금은 새벽 2시 반, 난 내 방에 누워 있다. 컴퓨터에서는 먹방이 돌아가고 있다. 아마도 책상에 앉아 유튜브를 보면서 친구와 단톡방에서 수다를 떨고 있었던 것 같다. 온몸이 얻어맞은 것처럼 아프다. 혀를 깨물었는지 입에서 피 맛이 난다. 일어나서 거울을 보고 싶지만 몸이 잘 움직여지지 않는다.

"형, 괜찮아?" 동생이 묻는다. 동생의 눈에는 걱정이 가득하지만 말투는 편안하다. "형, 또 쓰러졌잖아. 며칠째 늦게 자더니, 약은 먹었어?" 평소 같으면 버럭 화를 냈을 텐데 목소리가 잘 안 나온다. 그렇구나, 저녁 약을 안 먹었지. 동생은 이미 눈치챈 모양이다. 손에 물컵과 약을 들고 있다. 아무 저항도 못하고 그 약을 받아 삼키고는 다시 잠이 들었다.

다시 눈을 뜨니 오전 10시. 좀비처럼 뻣뻣한 자세로 일어난다. 식탁에는 동생이 써놓은 메모가 있다. '형, 샌드위치 먹고 아침 약 챙겨 먹어. 나 강의 있어서 간다.'

동생은 군대를 마치고 막 복학했고, 나는 대학을 졸업하고 취업 준비를 하고 있다. 우리 둘은 올해부터 집을 떠나 자취하고 있다. 동생은 내가 고등학교 2학년이었을 때 처음 뇌전증 발작을 일으켰을 당시 곁에 있었고, 부모님과 함께 잉잉 울었다. 이후 증상이 있을 때마다 이상하게 동생은 옆에 있었다. 딱 한 번, 지하철에서 증상이 있었을 때는 빼고.

나는 뇌전증 환자의 동생이다.

난 우리 형이 참 좋다. 얼굴도 잘생기고, 목소리도 멋지고, 운동도 참 잘한다. 형은 내게 농구도 가르쳐 주고 인터넷 게임의 세계로 인도해 준 훌륭한 영웅이다. 게임은 또 얼마나 잘하는지.

그런데 얼굴에 여드름이 가득하던 중학교 2학년 때 갑자기 어머니의 비명을 들었다. "너 왜 그러니? 이를 어쩌니? 어서 119에 전화해." 어머니는 소리를 지르고 우셨다. 자다가 그 소리를 듣고 가보니 형은 얼굴이 시퍼렇게 질려 있었고, 온몸이 뻣뻣하게 경련하고 있었다. 형이 죽는 것 같아 너무 두려웠다.

그때부터 우리 집엔 늘 먹구름이 끼었다. 천사 같던 어머니는 자주 화를 냈고, 형과 옥신각신하는 일이 잦아졌다. 그리고 갑자기 형의 방에 가서 같이 잠을 자기 시작했다. 늘 일에 바쁘고 늦게 귀가하던 아버지도 형을 감시하는 듯한 눈빛을 감추지 못하셨다. 난 무슨 일인지 묻지도 못하고 눈치만 보며 지냈다.

그러던 어느 날 형과 둘이서 신나게 게임을 하던 중 갑자기 형이 쓰러졌다. 그날 봤던 그 일이 또 생긴 것이다.

갑자기 "어어어" 하고 소리를 크게 지르더니 의자에서 방바닥으로 떨어지면서 온몸이 뻣뻣해졌다. 난 어쩔 줄 몰라 회사에 계신 어머니께 전화를 했다. 어머니는 의외로 침착하게 말씀하셨다. "몸을 옆으로 눕히고, 시계 보다가 3분 넘어가면 119에 연락해. 멈추면 다시 전화하고, 내가 곧 갈게." 다행히 형은 1분 정도 증상이 있다가 멈췄고, 10분 정도 지나니 정신을 차렸다.

그날 밤 온 가족이 모여 진지한 대화를 했다. "네 형은 뇌전증을 앓고 있어. 평소에는 아무 문제가 없는데 갑자기 이런 일이 생길 수 있어. 특히 약을 안 먹거나 늦게 자면 이런 일이 생길 수 있으니 동생인 네가 이제 형을 좀 챙겨야겠다." 형은 뭔 소리냐며 화를 낼 기세였지만 더 심각한 아버지의 기세에 눌려 아무 말도 못하고 있었다. 하긴 증상이 있던 날은 기운이 없어 힘들어하기는 했다.

이제 내 마음을 털어놓을 때가 된 것 같다. 나는 지금 의과대학 4학년으로, 형과 함께 집을 떠나 자취하며 대학에 다니고 있다. 형이 쓰러진 후 함께 병원을 몇 번을 오가며 의사가 되어야겠다고 결심했다. 이후 의과대학에서 소아청소년신경과와 성인신경과를 배우고 실습에 참여하면서 뇌전증이라는 질환을 일반인보다 깊이 이해하게 되었다.

그러나 아직도 형이 쓰러지면 너무 두렵다. 다행히 1~2분이면 증상은 멈춘다. 그때마다 확인해 보면 형이 술을 마시거나 약을 안 먹은 날이었다. 나도 모르게 형이 약을 먹었는지 확인하고, 늦게까지 자지 않으면 어머니처럼 어서 자라고 잔소리를 하는 동생이 되었다. '우리 형 정말 멋진 사람인데, 제발 아프지 않았으면 좋겠다'라고 속으로 생각하면서.

뇌전증을 넘어서는 '삼세번'의 시작

이 책을 읽는 독자에게 이 가상의 사례와 함께 꼭 부탁하고 싶은 말이 있습니다. 뇌전증을 앓는다는 것은 매우 어렵고 힘든 일입니다. 가족이 뇌전증으로 진단받고 치료받는 것도 매우 고통스럽습니다. 그러나 뇌전증을 앓으면서도 밝은 삶을 살아가는 환자들이 매우 많습니다. 이 책을 읽는 것은 여러분이 세상에 또 하나의 역사를 쓰는 계기가 될 것입니다.

저는 독자 여러분이 이 책을 꼭 세 번 읽었으면 합니

다. 의사가 새로운 술기를 배울 때 통용되는 말이 있습니다. "처음에는 그 술기를 잘하는 선배가 하는 것을 지켜보며 배우고, 다음에는 그 선배를 곁에 두고 내가 술기를 하고 나서 선배의 의견을 받고, 마지막으로 나 혼자 직접 그 술기를 해보는 것이 술기 교육의 시작이다."

부족한 책이지만 이 책을 세 번 읽으면 뇌전증에 대한 기본 지식을 갖출 수 있습니다. 뇌전증을 잘 다스리기 위해서는 이 과정이 꼭 필요합니다. 인터넷 정보나 유튜브 영상보다 직접 읽고 경험하고 담당 의사와 상담하여 질환을 극복하는 것이 올바른 길입니다. 삼세번 완독을 부탁드리며, 이제부터 뇌전증에 대한 오해와 진실을 알아보겠습니다.

목차

PART 1

뇌전증 이해하기

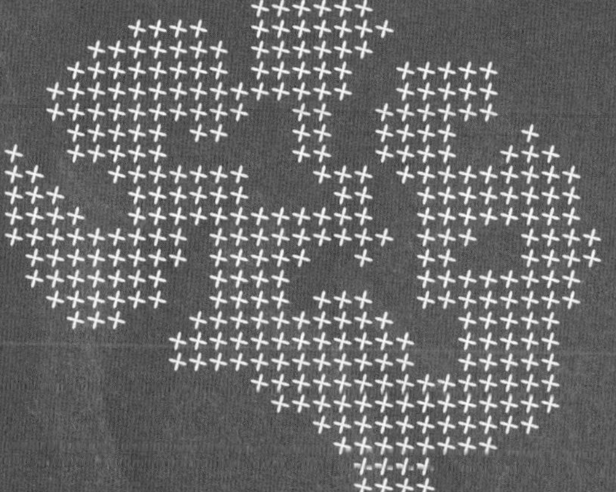

뇌의 구조와 다양한 기능

우리의 뇌는 어떤 일을 할까?

뇌전증을 알아보기 전에 먼저 뇌를 이해해 보자. 어떤 사람이 가족과 저녁 식사를 하러 가는 장면을 떠올려 보자.

'눈앞에 화사한 벚꽃이 핀 길을 걷는 부모님과 동생이 보인다. 보도를 지나는 사람들과 도로 위를 달리는 차, 오토바이도 보인다. 귀에는 가족들의 대화 소리, 차와 오토바이의 엔진 소리 등 다양한 소리가 들린다. 무엇을 먹을지 이야기하다가 두 달 전에 먹은 베트남 쌀국수 집에 가기로 했다. 그 식당의 위치와 친절했던 주인 아저씨를 떠올려 낸다. 쌀국수의 냄새와 색다른 맛도 머릿속에 생생

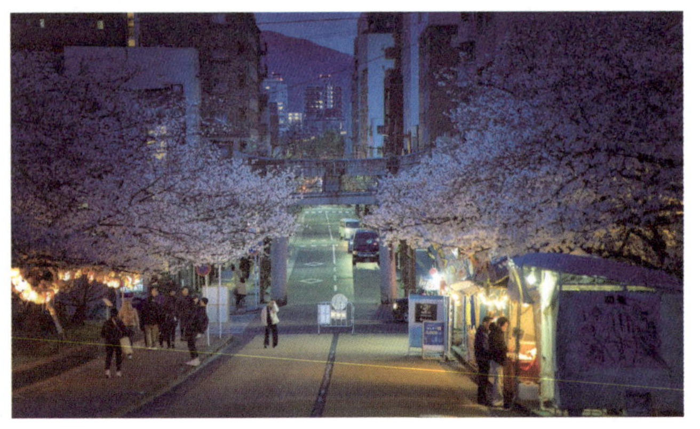

▲ 우리의 뇌는 이 그림 속 모든 것(냄새, 소리, 감정, 기억)을 담고 있다.
(출처: Unsplash)

하게 남아 있다. 쌀국수 집에 도착해서는 지난번에 어떤 메뉴를 시켰는지, 오늘은 어떤 메뉴를 먹을지 가족과 즐겁게 대화한다. 그러다가 TV를 보니 좋아하는 야구팀이 역전승을 거뒀다. 맞다, 지난번에도 여기서 농구 경기 중계를 봤었지. 맛있는 식사를 하다 보니 다음 주에 볼 입사 시험 면접 걱정이 든다. 서류 전형에 통과했으니 이번에는 꼭 될 거야.'

우리의 뇌는 이 모든 일을 한다. 보고 듣고 걷고 말하고 기억한다. 또한 손가락을 움직이고 냄새를 맡고 여러

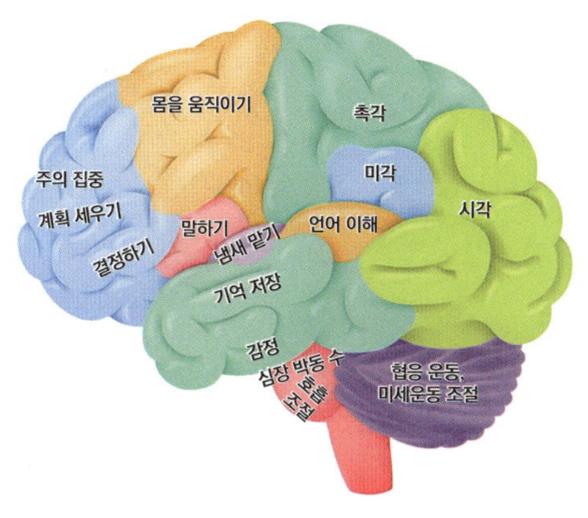

▲ 뇌의 다양한 기능은 지도처럼 특정 영역에서 담당한다.
이 영역들은 긴밀하게 연결되어 있다.

기준을 통해 선택하고 계획하고 걱정과 다짐을 한다.

오늘 하루를 떠올려 보자. 아침에 일어난 뒤 지금까지 우리는 많은 것을 보고, 듣고, 느끼고, 판단하고, 기억하고, 상호작용했다. 심지어 뇌는 잠을 자면서도 꿈을 꾸거나 휴식하며 활동한다. 오늘 우리의 삶은 모두 뇌가 한 일이다. 뇌의 여러 부분이 상호작용하며 우리의 하루를 완성한다.

뇌의 기능은 위 그림과 같이 설명할 수 있다. 먼저 운동, 감각, 시각, 청각을 담당하는 영역이 있다. 기억을 저

장하는 곳, 언어를 이해하는 곳, 언어를 표현하는 곳도 있
다. 운동 동작을 계획하거나 고차원적 사고와 계획·판단·
상상을 주관하는 곳도 있다. 이에 더해 식욕과 성욕, 수면
과 자율신경, 그리고 본능적인 감정을 조절하는 영역들이
조화를 이루며 작동한다.

열거하고 보니 결코 간단하지 않다. 이러한 다양한 일
을 실제로 수행하는 곳이 '뇌피질'이다. 일정한 연령이 되
면 앞서 열거한 기능들이 특정 뇌피질 영역에 자리 잡는
다. 뇌피질은 그야말로 뇌의 가장 바깥층을 의미한다.

간단하게 알아보는 뇌의 구조

이어서 뇌, 특히 뇌피질의 위치와 구조를 간단히 알아보
자. 뇌피질은 6층 아파트, 고대뇌(진화적으로 오래된 뇌 회
로와 구조를 가리키는 표현)는 허름한 3층 집에 비유할 수
있다.

뇌피질을 자세히 들여다보면 6층으로 정렬된 신경세
포들이 서로 밀접하게 연관되어 있다. '고대뇌'라고 불리
는 측두엽 안쪽의 해마(hippocampus)는 기억을 저장하는
곳인데, 예외적으로 3개의 엉성한 층으로 되어 있다. 이를

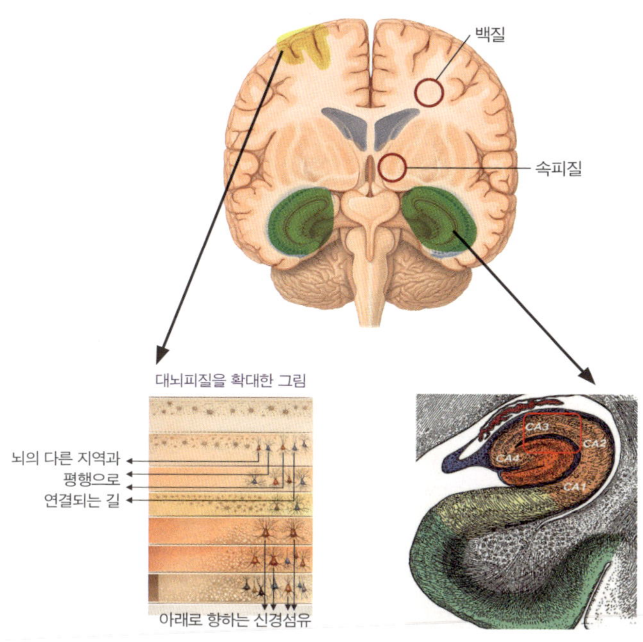

▲ 대뇌피질은 신피질이라고 불리며 6층의 단단한 구조를 가지고 있다. 해마(그림의 녹색 부분)는 진화론적으로 이전에 형성된 뇌 구조물로 기억을 저장하는 장소다. 해마는 3개의 층으로 구성되어 있어 다양한 자극에 상대적으로 쉽게 손상되며, 이로 인해 해마경화증이 발생한다.

기억해 두면 뒤에서 설명할 해마경화증을 이해하는 데 도움이 된다.

뇌피질 아래에는 '백질'이 있다. 실제 조직에서 하얗게 보여서 백질이라 불린다. 백질이 흰 이유는 신경세포가 신호를 보내는 부분인 축삭(axon)이 수초(myelin)로 둘러싸여 있기 때문이다. 수초가 흰색이라 백질도 하얗게 보인다. 비유하자면 축삭은 전선 안쪽의 구리선이고, 수초는 그 구리선을 둘러싼 하얀 고무 피복에 해당한다.

백질보다 더 안쪽에는 '속피질'이 있다. 속피질은 운동 영역에서 온 신호와 감각기에서 올라온 신호를 정리하고 조절해서 보내는 사거리 같은 구조물이다. 속피질에는 꼬리핵(caudate nucleus), 렌즈핵(lentiform nucleus), 창백핵(globus pallidus), 시상(thalamus) 등이 있다. 해부학 용어는 한글도 어렵고 영어도 어렵다.

이렇게 복잡하고 어려운 용어로 되어 있는 뇌를 설명하는 이유는 뇌전증 발작이 뇌피질에서 발생하기 때문이다. 즉 백질과 속피질은 일차적으로 뇌전증 발작을 만드는 곳이 아니다. 물론 뇌의 다양한 부분이 상호작용을 하므로 전혀 관련 없는 것은 아니지만, 뇌전증 발작은 뇌피질에서 발생한다고 정의한다.

뇌전증 발작이 발생하는 뇌피질은 위치에 따라 전두엽, 측두엽, 두정엽, 후두엽으로 나뉜다. 이는 우리나라를 시·도로 나누는 것처럼 큰 단위의 구분이다. 더 세밀하게

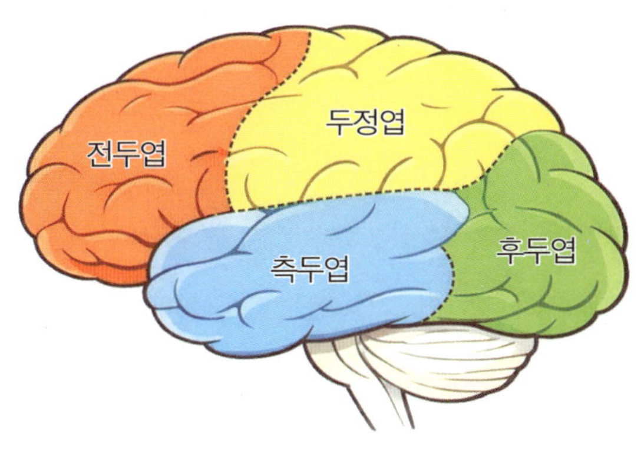

▲ 뇌피질 각 부분의 위치

나누면 더 작은 단위로 구분할 수 있다. 각 단위는 고유한 기능을 가지며 다른 단위와 연결되어 작동한다.

장미꽃을 보고, 만지고, 향을 맡고 아름다움을 상상하는 모든 것은 오감과 행동이 조화를 이루어야 가능하다. 이와 같이 우리가 하는 모든 일은 뇌의 각 부분이 긴밀하게 연결되어 이루어진다. 즉 뇌 기능의 핵심은 각 부분의 연결에 있다.

뇌피질의 각 부분이 담당하는 기능을 간단히 정리하면 다음과 같다.

(1) **전두엽**(frontal lobe)

생각하고 행동하는 방식을 결정하는 가장 중요한 영역이다. 어떤 일을 하기 전에 한 번 더 생각하게 하고, 상황에 맞게 행동하도록 조절한다. 계획 수립, 판단, 충동 억제, 문제 해결 능력이 모두 전두엽에서 만들어진다. 또한 몸의 움직임을 지시하는 운동중추가 전두엽에 있으며, 말을 만들어 내는 기능(브로카 영역)도 이곳에서 관리한다. 전두엽은 사고·판단·행동 조절의 중심이자 운동의 지휘자다.

(2) **측두엽**(temporal lobe)

소리와 언어를 이해하고, 경험을 기억으로 저장한다. 말을 알아듣고 의미를 파악하는 능력(언어 이해 센터)이 이곳에 있으며, 새로운 기억을 저장하는 해마도 측두엽 안에 자리 잡고 있다. 또한 감정과 정서 반응을 조절하는 변연계의 일부가 측두엽과 연결되어 있어, 측두엽은 '감정과 기억의 중심지'라고도 할 수 있다. 즉 측두엽은 기억·감정·언어 이해의 핵심 기관이다.

(3) 두정엽(parietal lobe)

감각 정보를 해석하고 공간과 신체를 인지하는 곳이다. 몸으로 느끼는 감각(촉각, 통증, 온도 등)을 받아들이고 해석한다. 또한 '내 몸이 지금 어디에 있는지' 파악하는 공간·신체 위치 감각을 맡는다. 주변 환경을 파악하고 물건의 거리와 위치를 판단하는 등 일상 활동에 꼭 필요한 기능이 두정엽에 있다.

(4) 후두엽(occipital lobe)

시각 정보를 해석하는 뇌의 중심부다. 눈으로 들어온 시각 정보를 뇌가 이해할 수 있도록 처리하는 '시각 전문 센터'라고 할 수 있다. 형태, 색깔, 움직임을 구분하고 우리가 보는 것의 의미를 해석한다. 후두엽이 손상되면 시력은 정상이어도 사물을 알아보지 못한다.

이렇듯 뇌피질의 각 부위는 다양한 기능을 담당하며, 각 부위에서 조절되지 않은 전기 신호가 발생하면 관련 증상이 나타난다. 이것이 국소발작 증상의 직접적인 원인이다.

발작, 뇌전증, 그리고 뇌전증 증후군

발작의 다양한 분류

이제 본격적으로 발작과 뇌전증을 알아보자. 먼저 발작의 정의는 어렵지만, 간단히 이해해 보자면 발작(seizure, 뇌전증 발작)은 '뇌피질에서 갑자기 조절되지 않는 전기적 변화로 인해 발생하는 현상'이다. 전기적 변화가 발생하는 부위에 따라 다양한 증상이 나타난다.

환자가 느끼는 감각의 변화, 의식 소실 여부, 의식 변화, 팔다리의 어느 부분이 먼저 움직이고 굳어지는지 등의 정보는 뇌전증을 진료하는 의사에게 발작이 시작된 부위를 파악하는 중요한 단서가 된다. 물론 뇌전증 발작을 경험한 환자는 대부분 이를 기억하지 못한다.

뇌에서 갑자기 지진이 난다면 어떻게 될까? 지진이 난 도시는 일시적으로 정전되고, 신호를 전달하는 도로가 기능을 잃는다. 즉 지진이 난 곳의 기능이 마비되는 것이다. 발작을 뇌피질에서 발생하는 지진에 비유하며 분류를 시작해 보자. 발작은 크게 국소발작(focal seizure)과 전신발작(generalized seizure)으로 나뉜다.

뇌피질의 일부에서 지진이 발생해 그곳에서 끝난다면 국소발작이라고 한다. 마치 우리나라의 한 도시에서 지진이 발생해 그곳에서 끝나는 것과 같다. 예전에는 국소발작을 부분발작(partial seizure)이라고 했으나 최근 국소발작으로 통일되었다. 국소발작이 번져 뇌피질 전체로 확산된다면(즉 한 도시에서 시작된 지진이 전국으로 번진다면) 국소발

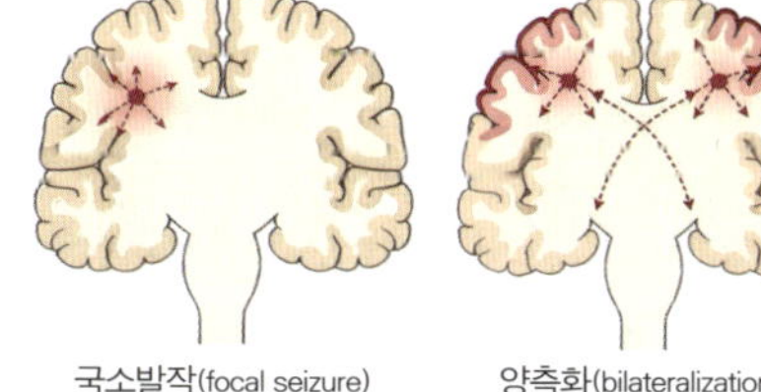

▲ 국소발작과 전신발작의 특징

작이 양쪽 대뇌반구로 번졌다(bilateralization)고 한다.

한편 진원지가 우리나라 지층 깊은 곳에 있다면 전역에서 동시에 지진이 발생할 수도 있다. 대뇌피질에서 이런 형태의 발작이 나타나면 전체발작 또는 전신발작이라고 한다(이전에는 전신발작을 '대발작'이라고도 불렀다).

발작을 국소발작과 전신발작으로 나누는 이유는 두 발작의 발생 기전이 다르기 때문이다. 국소발작은 일정 영역의 뇌피질 신경세포들이 동시에 흥분하며 발생한다. 반면 전신발작은 뇌피질과 속피질의 신경세포들이 이상 흥분을 주고받는 회로를 통해 활성화되어 발생한다. 이처럼 발생 기전이 다르므로 치료 약제의 선택도 달라진다.

또한 발작은 형태에 따라 다음과 같이 분류한다. 처음에는 낯설지만 여러 번 읽다 보면 익숙해질 것이다.

(1) 강직발작(tonic seizure)

관절을 굽히고 늘리는 근육이 동시에 수축하면 실제로는 관절을 움직이지 못하고 뻣뻣한 자세를 유지하게 된다. 계속 힘을 주고 있으면 부들부들 떨리는 것이 보인다. 그래서 '떨었다'라고 묘사하기도 한다. 그러나 관절을 움직이지 못하고 있으면 강직발작이다.

(2) **간대발작**(clonic seizure)

관절이 구부러지는 방향으로 굽히고 펴는 증상이 계속 반복되는 형태다. 흔히 '까딱거린다'라고 한다.

(3) **강직간대 발작**(tonic clonic seizure)

일반적으로는 관절을 움직이지 않는 뻣뻣한 자세를 유지하는 강직발작이 나타나다가 까딱거리는 간대발작으로 넘어가는 형태다. 즉 시간적 선후 관계가 있는 현상이다.

(4) **근간대 발작**(myoclonic seizure)

딸꾹질처럼 0.4초 미만으로 몸이나 팔다리, 손가락 등을 움찔거리는 현상이다. 이런 현상은 다양한 원인으로 나타날 수 있는데, 뇌파 변화로 나타나는 현상이 뇌전증 근간대 발작(epileptic myoclonus)이다.

(5) **무긴장 발작**(atonic seizure)

자세를 유지하는 기본적인 근육 긴장도가 사라지며 발

생한다. 앞을 보고 있는 사람이 조는 것처럼 목에 힘을 주지 못하고 굽히면 '목의 무긴장 발작'이고, 앉아 있는 사람이 그 자세를 유지하지 못하고 이마를 땅에 부딪히면 '몸통의 무긴장 발작'이다. 또한 서 있는 사람이 갑자기 무너지듯 넘어지면 가장 심한 형태의 무긴장 발작이다.

(6) 연축(spasm)

연달아 수축하는 형태의 발작이다. 한 번의 수축은 약 2~3초간 발생한다. 그래서 증상을 '음~찔'하는 형태로 힘을 준다고 표현한다. 일반적으로 영아 연축(infantile spasms)에서 나타나는 현상이다(영아 연축에 대해서는 뒤에서 자세히 소개하겠다).

(7) 소발작, 결신 발작(absence seizure, petit mal)

잠깐 멍한 상태가 3~10초 정도 지속되는 일반적인 발작 현상이다. 증상 전후 의식이 분명하다. 갑자기 정전되었다가 다시 정상으로 돌아오는 것에 비유할 수 있다. 특히 소아 소발작 뇌전증(Childhood Absence Epilepsy; CAE)에서 나타나는 소발작은 하루에도 여러 번 관찰된다. 반면 비전형적 결신 발작(atypical absence seizure)은 완전히 멍하지 않은 상태가 수 분간 지속된다.

발작과 뇌전증, 한 번과 두 번의 차이

발작과 뇌전증의 차이는 '한 번과 두 번의 차이'라고 말할 수 있다. 앞서 설명했듯이 뇌피질에서 비정상적인 전기 신호가 발생하여 나타나는 증상이 발작이다. 유발 요인 없이 발작이 2회 이상 발생하면 뇌전증(epilepsy)으로 진단한다.

이렇게 정의하게 된 의미는 무엇일까? 한 번도 세 번도 아니고 두 번인 이유는 발작의 재발 확률에 있다. 첫 발작 이후 두 번째 발작이 일어날 확률은 약 30%다(연구에 따라 50%까지도 보고된다). 그런데 두 번째 발작이 나타나면 세 번째 발작 확률이 급격히 높아져 70% 이상이 된다.[1] 즉 '오늘 비 올 확률이 70% 이상이라면 우산을 챙겨야 할까?'와 같은 의미다. 비 올 확률이 30%라면 우산을 두고 외출할 수도 있지만, 70%가 넘는다면 우산을 챙기는 게 당연하다. 바로 그런 논리다.

뇌전증으로 진단되면 최소 2년 이상 항경련제를 복용

해야 한다. 환자에게는 너무나 큰 부담이다. 그러나 다가올 위험이 이 부담보다 훨씬 크다면 약을 복용해 예방하는 것이 합리적이다. 이러한 논리와 임상 자료를 바탕으로 뇌전증의 정의가 세워졌다. 요약하자면 발작이 재발할 확률이 매우 높아 적극적으로 대비해야 하는 상태가 뇌전증이다.

뇌전증 진단은 여기서 끝이다. 뇌파 검사나 뇌 자기공명영상(Magnetic Resonance Imaging; MRI) 검사는 필수가 아니다. 많은 환자와 보호자가 검사를 해야만 뇌전증으로 진단된다고 생각한다. 다른 질환에서는 맞는 말이지만 뇌전증은 다르다.

실제로 명백한 발작을 여러 번 겪었는데도 뇌파 검사를 3회 이상 했을 때 모두 정상으로 나오는 경우가 약 15%나 된다. 뇌전증으로 진단받은 환자 중 뇌 MRI 검사 결과가 정상인 경우도 50%를 넘는다.[2] 따라서 뇌파 검사와 뇌 MRI 검사 결과가 정상이어도 뇌전증일 수 있다. 이 검사들의 의미는 뒤에서 설명하겠다.

뇌전증 증후군이란 무엇일까?

마지막으로 뇌전증 증후군(epileptic syndrome)에 대해 살펴보자. 증후군은 의학적으로 원인, 경과, 결과, 예후가 한 묶음으로 설명되는 경우를 뜻한다. 예를 들어 다운 증후군(Down syndrome)은 21번 염색체가 3개 존재하는 유전적 원인으로 특이한 안면 형태, 인지 저하, 심장 기형, 다양한 내분비 호르몬 문제 등이 동반되는 상태를 말한다.

뇌전증 중에서도 특별한 원인과 임상 경과를 보이는 경우가 있는데, 이를 뇌전증 증후군이라고 한다. 이 책의 2부에서 대표적인 뇌전증 증후군을 다루겠다.

뇌전증 진단 후 해야 할 일

첫 번째 발작 이후

가족이나 자녀가 발작 증상을 보인다면 어떻게 해야 할까? 아직은 무엇인지 모르기 때문에 두려울 것이다. 어찌할 바를 모르는 것이 당연하다. 그래도 필요한 조치를 취해야 한다.

발작 증상을 보이는 사람에게 취해야 할 조치는 '옆으로 눕히기', '시계를 보며 시간 확인하기', '눈으로 전신 살피기'다. 먼저 환자 옆에 있는 사람은 기도가 막히지 않도록 환자를 옆으로 눕혀야 한다. 그리고 시간을 확인하자.

옆으로 눕히는 이유는 혀와 목에 힘이 들어가고 분비

물이 생기면서 기도가 좁아지는 것을 막기 위해서다. 혀가 말려들어가고 목에 힘이 들어가면 환자가 숨을 쉬지 못해서 얼굴과 입술이 푸르게 변하는 청색증이 생긴다. 너무 두려운 나머지 환자 입안에 손을 넣거나 수건을 물리는 경우가 있는데, 이는 오히려 호흡을 더 어렵게 만들기 때문에 절대로 해서는 안 된다.

또한 시간을 확인하는 이유는 의료기관으로 가야 하는지 판단하는 기준이 되기 때문이다. 일반적으로 발작은 1~2분간 지속되고, 길어도 5분 이내에 끝난다. 이 시간이 지나도 발작 증상이 지속되면 저절로 멈출 가능성은 낮아진다.

다음은 가장 일반적인 발작 사례다.

자다가 벽을 반복적으로 치는 소리가 들려서 아들이 자는 방에 갔더니, 아들이 침대에서 떨어져 온몸에 힘이 들어간 채 팔다리를 까딱거리며 침대 아래를 차고 있었어요. 얼굴은 시퍼렇게 질렸고, 입과 코에서는 하얀 거품이 나오고 있었어요. 내가 큰 소리로 아들 이름을 부르자 다른 가족들이 곧바로 왔어요. 아내는 울면서 119에 연락했고, 나는 계속 아들 이름을 불렀지요. 약 1분 뒤에 힘이 풀리고 거친 호흡을 하더니, 잠시 후 아들이 눈을 뜨면서 "아빠?" 하고 부르더라고요. 혀를 깨물었는지 입가에 피가 묻어 있었고, 말을 시키면 천천히 띄엄띄엄 대답했어요.

119 대원이 도착해서 아들의 상태를 확인하고, 함께 15분 정도 걸리는 병원 응급실로 갔어요. 병원에서 혈액 검사를 하고 몇 시간 동안 관찰하다가 소아청소년신경과 진료를 예약하고 집으로 돌아왔어요. 집에 와서 아들은 온종일 잠만 잤어요. 일어나면 머리가 아프고 온몸이 쑤시다고 하고, 속이 안 좋다면서 밥도 잘 안 먹었어요. 이틀 정도 지나니 갑자기 멀쩡해졌어요. 언제 그랬나는 듯 놀기도 하고 밥도 잘 먹더라고요.

이전에 발작을 여러 번 겪은 환자라면 3~5분간 관찰한 뒤, 발작이 멈추지 않으면 119 구급대에 연락해야 한다. 일반적으로 구급대원은 환자 가족과 통화하면서 출동한다. 구급대원이 도착했을 때도 증상이 계속되거나 의식을 완전히 회복하지 못하면 인근 병원으로 이송한다.

발작 후에는 무엇을 해야 할까?

발작이 멈추면 대부분의 환자는 잠든다. 뇌가 과방전된 상태라 휴식이 필요하기 때문이다. 발작이 멈춘 후에는 환자가 의식을 회복했는지 확인하는 것이 가장 중요하다. 스스로 말을 하고 가족을 알아보면 의식이 회복된 것이다. 잠이 들어도 옆에서 지켜보면 평소처럼 움직이거나 얼굴을 쓰다듬을 때 반응을 보인다.

주의해야 하는 경우는 발작이 멈춘 후 아무 반응 없이 오랫동안 잠을 자서 의식이 회복되었다는 증거가 없는 상황이다. 예를 들어 1시간을 잤는데 옆에서 깨워도 전혀 반응이 없는 경우다. 드물지만 뇌파로만 발작이 지속되는 상태(subclinical seizure)일 가능성이 있어 병원에서 확인해야 한다. 의사도 눈으로는 알 수 없어 응급 뇌파 검사를 시행하기도 한다.

참고로 응급 뇌파 검사는 꼭 필요한 경우에만 시행한다. 뇌파 검사는 검사자와 뇌파를 판독하는 소아신경과 또는 성인신경과 의사가 있어야 가능하므로, 일반 응급실에서는 불가능한 경우가 많다. 그럼에도 발작이 현재 진행 중이라면 가장 가까운 응급실로 가야 한다. 응급실 도착 시 발작이 지속되고 있으면 정해진 순서대로 항경련제를 투여하고 혈액 검사를 진행해 발작을 멈추게 한다. 이러한 치료에도 발작이 멈추지 않거나 의식이 회복되지 않으면 소아신경과 또는 성인신경과 의사가 있는 병원으로 이송된다.

발작 증상이 말해주는 것들

"환자의 증상이 어떠했나요?" 발작 후 병원을 방문하면 의사들이 가장 먼저 묻는 질문이다. 하지만 환자 본인뿐 아니라 곁에 있던 사람도 증상을 정확히 기억하지 못하는 경우가 많다. 증상이 심각해 보여 당황한 나머지 제대로 관찰하지 못하는 것이다. 생각나는 대로 증상을 말하지만 확신이 들지 않고, 듣는 의사도 만족하지 못하는 상황이 많다.

뇌전증 발작은 있다가 없다가 하는 '삽화적인(episodic)' 증상이다. 따라서 우리는 '옆으로 눕히기', '시계 보기', '전신 살피기'를 머릿속으로 여러 번 반복해 익히며 스스로를 훈련해야 한다. 실제 증상이 발생하면 여전히 당황하겠지만 (준비가 되어 있다면) 조금은 나아질 것이다.

환자나 주변 사람이 증상을 말하면 의사들은 다음과 같이 판단한다.

- "증상이 있기 전에 항상 오른쪽 시야에 커튼이 내려오는 것 같아요." → **후두엽에서 발생하는 증상으로 보임.**

- "갑자기 치밀어 오르는 느낌이 들면서 무슨 말소리가 들리고는 생각이 안 났어요." → **측두엽 안쪽에서 증상이 생긴 것으로 보임.**

- "오싹하는 느낌이 들더니 정신을 잃었어요. 지난번에도 그랬어요. 졸고 있으면 갑자기 무서운 느낌이 들고 정신을 차리면 바닥에 있어요." → **전두엽에서 시작하는 발작으로 보임.**

- "컴퓨터 게임을 하고 있었는데 갑자기 정신을 잃었어요." "아들 방에서 '쿵' 하는 소리가 들려 가보았더니 온몸에 강직이 있었어요." → **전신발작의 가능성이 높아 보임.**

- "아이가 피아노를 치고 있었는데 갑자기 멈추고 한 3초 있다가 다시 치더라고요. 그런 일이 세 번 연속으로 있었어요." "학교에서 돌아와 같이 과일 먹으며 대화하던 중에 갑자기 포크를 떨어뜨리고 멍한 표정을 짓더니 5초쯤 지나서 다시 과일을 먹었어요. 왜 그러냐고 물어보니 무슨 일이 있었는지 전혀 기억하지 못하더라고요." → **소발작이 거의 확실해 보임.**

소아신경과와 성인신경과 의사들은 환자의 증상을 통해 발작을 분류하고 어떤 뇌전증의 가능성이 있는지, 검사 해석을 어떻게 해야 할지, 어떤 항경련제를 시작할지 등에 대한 진단적 사고를 시작한다. 환자나 가족이 증상을 정확히 기억하지 못해도 대부분이 그러하므로 겸연쩍게 생각할 필요는 없다. 다만 증상이 반복된다면 정확한 정보를 의사에게 전달하는 것이 치료에 결정적인 도움이 된다. 환자의 증상에 따라 뇌파와 뇌 MRI 검사 결과를 보는 관점이 달라지고, 치료 방향도 바뀔 수 있다. 따라서 증상을 잘 보고하는 것이 중요하다.

뇌전증 환자와 의사가 대화하는 법

일반인은 의사와 대화를 나눌 기회가 많지 않다. 아프기 전에는 의사를 만날 일이 거의 없기 때문이다. 소아신경과와 성인신경과 의사는 더욱 만날 기회가 드물다. 그렇다면 어떻게 대화를 나눠야 할까? 사람마다 대화 방식은 다양하겠지만 소아신경과와 성인신경과 의사는 환자와의 대화(문진)를 통해 진단의 중요한 실마리를 찾는다.

가장 중요한 것은 증상을 직접 기록하는 것이다. 처음

보는 의사에게 증상을 설명하는 것은 쉽지 않다. 증상을 미리 적어보면 다른 사람에게 어떻게 전달할 수 있을지 알게 된다. 여기서 한 가지 중요한 점은 사실 위주로 전달해야 한다는 것이다. 증상이 있던 시기에 함께 있지 않았던 사람에게 전달한다는 점을 염두에 두어야 한다.

우리는 본능적으로 증상을 나름대로 해석하려 한다. 할머니께서 돌아가셔서 장례식장에서 조문을 받던 중 증상이 나타난 환자가 있었다. 환자의 부모는 할머니를 떠나보낸 충격 때문이라고 믿고 의사에게 여러 번 강조했다. 하지만 다른 가족들에게는 발작이 생기지 않았다. 그렇다면 환자에게는 다른 이유가 있는 것이다. 한국의 외래 진료에서는 한 환자를 보는 시간이 짧을 수밖에 없는데, 이러한 해석으로 시간을 채우면 정말 중요한 증상을 전달할 기회를 놓치게 된다.

소아신경과와 성인신경과 의사가 뇌전증 환자나 보호자와의 문진을 통해 알아내려는 내용은 다음과 같다.

- 발작의 형태(얼굴 표정, 팔다리의 움직임, 왼쪽·오른쪽 또는 양쪽 중 어디에 증상이 발생했는지, 양쪽에 증상이 발생했다면 대칭적이었는지 한쪽만

굽히거나 펴고 있었는지 등)

- 발작이 발생한 시간과 증상이 지속된 시간

- 발작이 발생하기 전에 느꼈던 감각이나 기분

- 증상이 멈춘 후 언제 의식을 회복했는지, 양쪽 팔다리를 다 움직일 수 있었는지(발작이 멈춘 후 일시적으로 한쪽을 움직이지 못하는 것도 중요한 정보임)

이를 포함해 소아청소년 환자의 경우 보호자에게 만삭으로 태어났는지, 발달 과정에 문제가 없었는지를 질문한다. 또한 모든 환자에게 열성경련 과거력이 있는지와 열성경련 또는 뇌전증 가족력을 물어본다. 여기서 가족력은 직접 만난 적 없는 3대 양가까지 포함한다. 현재 파악하기 어렵다면 나중에 집안 어른께 천천히 여쭤보길 바란다.

뇌전증이 무서운가, 수치스러운가?

동서양을 막론하고 뇌전증을 숨기려는 문화가 존재한다. 왜 그럴까? 술을 마시고 만취한 어른이 다음 날 일어나면 부끄러운 일들이 띄엄띄엄 생각난다. '아, 왜 그랬을까?' 흔히 말하는 '이불킥'을 하고 싶은 순간들이 자꾸 떠오른다. 어린이나 청소년도 욱하고 화를 내며 내뱉은 말이 자꾸 기억나서 후회하곤 한다.

뇌전증을 숨기고 싶은 이유도 이와 비슷하다. 첫 번째 이유는 잘 기억나지 않는데 주변 사람들이 뇌전증 환자를 매우 걱정스러운 표정으로 보기 때문이다. 그리고 두 번째 이유는 뇌전증 환자가 기억하지 못하는 순간을 주변 사람들이 평소와는 전혀 다른 모습으로 묘사하기 때문이다.

많은 뇌전증 환자가 CCTV나 핸드폰에 우연히 녹화된 자신의 모습을 보고는 평소와 너무 달라 놀라고 부끄러워한다. 얼굴이 일그러지고 팔다리에 힘이 들어가며, 입과 코에서는 분비물이 나온다. 어떤 때는 멍한 눈으로 계속 소리를 낸다. 아무리 봐도 믿기지 않는, 전혀 원치 않는 모습이다. '이 모습을 본 사람들은 나를 어떻게 대할까?'라는 생각에 뇌전증 진단을 받은 환자들은 위축되고, 사람을 만나기를 꺼리며 우울해한다. 하지만 절망감에서 벗어나 휴식을 취하고 유발 요인을 분석하며 치료를 위한 첫걸음을 내딛어야 한다.

우선 하루 이틀은 푹 쉬면서 만신창이가 된 몸을 돌보자. 소화도 안 되고 온몸이 쑤시고 머리가 아플 테니 충분히 잠을 자며 회복해야 한다. 어느 정도 몸이 나아지면 왜 이런 일이 생겼을지 생각해 봐야 한다. 뇌에 무슨 일이 생긴 걸까? 무엇 때문에 이런 일이 또 일어난 걸까?

물론 이 시점에서 절망감이 들 수 있다. '불치병에 걸린 걸까? 다시 그런 모습으로 변한다면 어떡하지? 이대로 끝인가? 이제 공부도 못 하고, 회사도 못 다니고, 결혼도 못 하는 건가?' 아니다. 지금이야말로 뇌전증을 정확하게 알고 예방하기 위한 노력을 시작해야 할 때다.

뇌전증으로 병원을 방문하면 겪는 과정

뇌전증의 초기 진단 과정

이제 뇌전증이 의심될 때 병원을 방문하면 어떤 과정을 거치는지 알아보겠다. 증상이 발생해 응급실에서 치료를 받거나, 집에서 증상이 멈춘 후 1차 의료기관(소아청소년과나 내과)에서 의뢰서를 받으면 소아신경과 또는 성인신경과 진료를 예약하게 된다. 소아신경과 또는 성인신경과 의사는 주로 질문을 통해 환자의 증상을 파악하고 신경학적 진찰을 시행해 이상 여부를 확인한 뒤, 병의 원인이 되는 해부학적 위치를 추정한다.

첫 번째 발작으로 내원하면 주의 사항을 안내받고 뇌

파 검사와 뇌 MRI 검사를 예약하게 된다. 두 번째 발작 이후 내원하면 의사는 다른 병원 등에서 시행한 뇌 MRI 검사 결과를 확인한 뒤 뇌파 검사를 처방하고, 발작 재발 위험이 높으므로 항경련제도 함께 처방한다.

문진에 대비하기

앞서 말했듯이 소아신경과와 성인신경과 의사들은 문진을 통해 진단의 중요한 단서를 찾는다. 처음 문진을 받는 환자는 사실에 근거해 증상을 나열하는 것이 가장 바람직하다. 환자 본인이 느낀 증상을 시간 순서대로 설명하고, 의식을 잃은 후에는 주변 사람이 관찰한 내용을 전달하며, 증상이 멈춘 직후의 상태와 현재까지의 경과를 말하면 된다. 이를 문진 전에 미리 정리해 두면 의사에게 소중한 정보가 된다.

뇌파 검사 진행 과정

우선 뇌파 검사는 아프지 않다. 다만 처음에는 어색한 동작을 해야 해서 불편할 수 있다. 검사 전날 저녁에는 평소보다 90분 정도 늦게 자고, 당일 아침에는 90분 정도 일찍

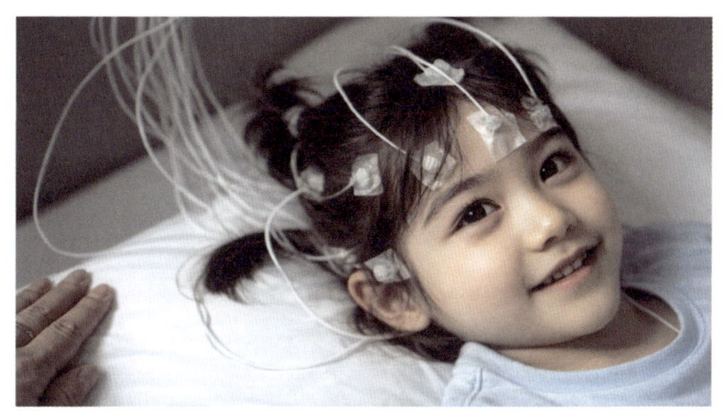

▲ 뇌파 전극을 부착한 채로 뇌파 검사를 받는 경우

일어나는 것이 좋다. 병원에 가는 동안 차 안에서 잠들지 않도록 주의하자.

검사는 일반적으로 깨어 있는 상태의 각성 뇌파를 측정한 후 잠을 자는 동안 수면 뇌파를 측정하는 순서로 진행된다. 수면 시간을 줄이고 오면 후반부 수면 뇌파 검사의 성공 확률이 높아진다. 물론 잠이 오지 않는데 억지로 잘 수는 없겠지만, 잠들 가능성을 높이려는 노력은 필요하다. 설령 수면 뇌파 검사를 하지 못했더라도 큰 문제는 아니니 미련을 가질 필요는 없다.

뇌파 검사 초반에 뇌파 기사는 두개골의 해부학적 위

치에 펜으로 표시한 후, 자로 재어 일정 비율이 되는 지점을 표시한다. 그다음 표시된 지점을 알코올로 깨끗이 닦고, 두피의 전기값이 잘 측정되도록 전도체 젤을 바른다. 그 위에 여러 개의 뇌파 전극을 붙이고 이를 뇌파 기계에 연결하면 검사가 시작된다. 처음에는 10초 간격으로 "눈 떠보세요, 눈 감으세요"라는 지시에 따라 검사를 진행한다. 환자의 긴장을 풀고 완전히 깨어 있는 상태에서 눈을 감고 뜨는 동작에 따른 각성 뇌파의 정상 여부를 확인하기 위함이다.

다음 순서는 광자극(photic stimulation)이다. 반복되는 광자극에 의해 뇌파가 변할 수 있기 때문에 눈을 감게 하고 1초에 2번(2헤르츠) 번쩍이는 빛을 준다. 잠시 후 5번, 10번, 12번, 15번, 그리고 20번의 광자극을 주고 검사를 마친다.

다음은 과호흡 자극이다. 뇌전증 증후군 중에는 특이하게 과호흡으로 유발되는 것이 있다. 이를 포함한 몇 가지 질환을 감별하는 것이 과호흡 자극의 목적이다. 일반적으로는 약 3분간 시행한다. 힘들지만 최선을 다해 과호흡해야 한다. 이 검사 구간에서 이상 소견이 있으면 뇌파 기사가 색깔이나 지명을 불러주며 기억하라고 한다. 혹시 명한 증상을 나타내는 뇌파가 있으면 환자가 그때 들은 것을 기억하지 못하기 때문이다.

그다음은 조명을 어둡게 하고 일정 시간 동안 잠을 자도록 한다. 낯선 침대에서 머리에 뇌파 전극을 부착한 채로 잠을 청해야 하는데, 심지어 집에서처럼 옆으로 누워 잘 수도 없어 부담스럽다. 이 시점에서 지난밤 180분을 덜 잔 것이 힘을 발휘한다. 긴장을 풀고 눈을 감으면 선잠이라도 잘 수 있다.

그러다 갑자기 뇌파 기사가 박수를 치고 이상한 질문을 한다. "오늘 무슨 요일이에요? 여기가 어디죠?" 그리고 수를 세게 하거나 뺄셈을 시킨다. "100에서 7을 빼보세요. 거기서 7을 다시 한번 빼보세요. 한 번 더 7을 빼보세요." 이것이 잠든 사람을 깨워 다시 각성 상태로 만드는 방법이다. 여기까지 하면 검사를 종료하고 머리에 부착한 전극을 뗀다. 전극을 뗄 때는 아프지 않다. 그리고 머리에 묻은 젤을 씻어내기 위해 세면대로 이동한다. 이후 집에 가서 결과가 어땠을까 궁금해하며 며칠을 보낸다.

며칠 후 소아신경과나 성인신경과를 방문하면 뇌파 검

사 결과를 알려준다. 질문은 대개 이렇다. "지난번 방문 이후 별 이상 증상은 없었어요?" "요즘에는 몇 시에 자고 몇 시에 일어나요?" "항경련제를 복용하는 데 불편힘이니 부작용이 걱정되는 것은 없었나요?"

뇌파 결과는 크게 '정상파가 제대로 있는가?', '이상파가 있는가?'라는 두 가지 내용으로 나뉘어 보고된다. 뇌파는 우리 두뇌의 활동을 반영한다. 뇌파를 판독하는 전문의는 깨어 있을 때와 잠들었을 때 정상적으로 존재하는 뇌파를 먼저 확인한다. 그리고 이에서 벗어나는 느릿느릿한 서파(slow wave)와 뇌전증파가 있는지, 있다면 어디에 분포하는지를 살핀다.

서파는 말 그대로 느린 뇌파를 뜻한다. 우리 뇌의 뇌파는 깨어 있을 때와 자고 있을 때 각각 정상적인 빠르기가 있다. 명상할 때 나온다고 알려진 알파파(alpha wave)는 1초에 8~12개의 작은 리듬이 규칙적으로 나오는 현상이다. 깨어 있는 상태에서 긴장을 풀고 눈을 감고 있으면 나타나며, 눈을 뜨면 금방 사라지기도 한다. 서파는 이러한 알파파보다 더 느린 리듬을 보인다.

또한 어린이의 뇌파와 성인의 뇌파는 빠르기가 다르

다. 나이에 맞는 빠르기의 뇌파가 나타나면 정상이고, 느린 뇌파가 나타나면 서파라고 부른다. 서파가 뇌 전체에서 나타나면 전반적인 서파(generalized slow wave)라고 하며, 뇌 기능에 변화가 있음을 시사한다. 예를 들어 어떤 원인으로 의식이 저하되면 정상보다 느린 뇌파가 나타나며, 뇌파가 느릴수록 의식 저하 정도가 더 심하다.

반면 서파가 뇌 일부분에서만 반복적으로 나타나면 국소 서파(focal slow wave)라고 하며, 해당 부위의 기능 이상을 시사한다. 예를 들어 오른쪽 전두엽에만 서파가 반복적으로 관찰되면 그 부위의 기능 이상을 의미한다.

뇌전증파는 신경세포의 과도한 흥분을 나타내며 뇌전증 발작과 직접적인 연관이 있다. 뇌전증파에는 뇌의 일부에 해당하는 전극에서 보이는 국소 뇌전증파와 뇌의 심부와 뇌피질이 상호작용하여 전체에서 나타나는 전반 뇌전증파가 있다. 국소 뇌전증파는 발작이 시작되거나 전달되는 뇌 영역과 관련이 있고, 전반 뇌전증파는 전신 발작과 연관이 있다.

소아신경과와 성인신경과 의사는 환자의 증상, 즉 발작 양상과 뇌 MRI 등의 소견을 뇌파와 함께 통합적으로 검토하여 환자를 진단하고 치료 약제를 결정한다. 뇌파 검사는 진단과 치료에 중요한 정보를 제공하지만 전체 과정의 일부일 뿐이다. 환자와 보호자는 뇌파 검사나 뇌 MRI 검사 자체가 결정적인 답을 줄 것으로 기대하지만, 이러한 검사들은 진단과 치료의 일부분에 불과하다. 환자의 증상, 치료 반응, 시간에 따른 경과를 종합적으로 고려하는 것이 중요하다.

뇌 MRI는 모든 것을 알려줄까?

뇌 MRI는 뇌의 해부학적 구조를 보여주는 가장 훌륭한 도구다. 앞서 설명한 뇌피질, 백질, 속피질 등 모든 구조를 선명하게 보여준다. 검사 시간은 1시간 이내이며, 필요에 따라 혈관 구조를 잘 보여주는 조영제를 사용한다. 검사가 진행되는 동안 환자는 규칙적으로 윙윙 돌아가는 소음을 듣게 되는데, 이 소음은 5분 간격으로 묘하게 바뀐다. 오랜 시간 움직이지 못하고 누워 있어야 하지만 아프지 않은 검사이니 두려워할 필요는 없다.

　뇌전증 환자를 대상으로 한 뇌 MRI는 일반 뇌 MRI보다 더 자세하게 촬영된다. 뇌피질을 자세히 보기 위해 더

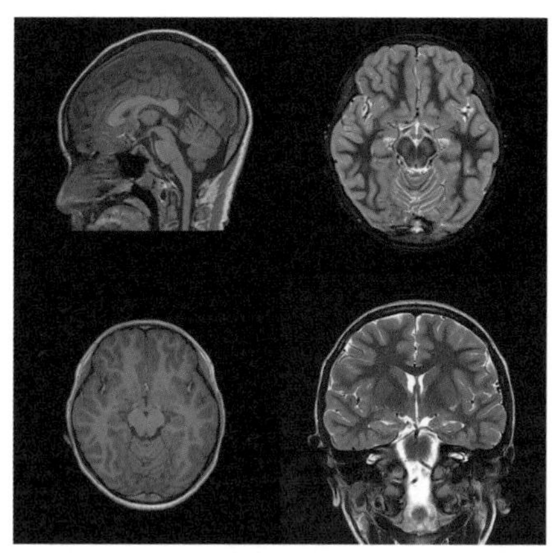

▲ 뇌 MRI 검사 사진

얇은 간격으로 영상을 얻고, 측두엽 뇌전증에서 중요한 구조물인 해마의 단면을 수직으로 보는 각도로 검사한다. 뇌 MRI 검사를 통해 의사는 환자의 증상을 설명할 수 있는 해부학적 이상이 있는지, 즉 특정 뇌 부분에 기형이나 손상이 있어 비정상적인 전기 신호를 일으킬 가능성이 있는지 확인할 수 있다.

앞서 말했듯이 뇌전증으로 확진된 환자의 50% 이상은 뇌 MRI 검사 결과가 정상이다. 따라서 '뇌 MRI 검사 결과가 정상인데 어떻게 뇌전증이라는 거지?'라는 의문이

들 수밖에 없다.

뇌전증의 원인은 다양하다. 해부학적 이상이 있는 경우에도 발생하지만, 뇌신경세포의 흥분성을 결정하는 이온 통로의 이상이나 뇌 MRI로는 확인할 수 없는 미세한 세포 이상 때문에 발생하기도 한다. 신경세포는 나트륨(소듐) 이온과 칼륨(포타슘) 이온 등이 세포 안팎으로 이동하며 전기 신호를 만든다. 이 균형이 깨질 때 뇌전증이 발생하는데, 이런 경우는 뇌 MRI에서 이상을 찾을 수 없다.

다행히 뇌전증으로 확진받았어도 뇌 MRI 검사 결과가 정상인 경우 예후가 상대적으로 좋다. 따라서 뇌 MRI로 뇌전증의 원인을 찾지 못했더라도 긍정적인 신호로 해석할 수 있다. 시간이 지나도 뇌전증 발작이 잘 조절되지 않으면 일정 간격을 두고 다시 검사를 시행하기도 한다.

뇌파와 뇌 MRI 검사 결과 해석

모든 검사의 판독은 객관적으로 이루어진다. 이후 뇌전증 환자의 증상과 검사 결과를 종합해 임상적 판단을 내리는 것이 소아신경과와 성인신경과 의사의 역할이다. 임상 증상을 기반으로 하되, 뇌파 검사와 뇌 MRI 검사 소견으로

뒷받침해 뇌전증의 원인을 찾아내고 적절한 치료법을 적
용한다.

　이러한 판단은 환자의 증상이 바뀌거나 항경련제에 대
한 반응이 다르면 변경될 수 있다. 특정 시점까지 알려진
자료를 최대한 반영해 판단하고, 판단의 근거가 바뀌면
다시 판단하는 과정을 거친다.

항경련제를 통한 뇌전증 치료 과정

뇌전증은 저절로 낫지 않는다. 극히 일부를 제외하고 항경련제로 치료한다. 앞서 말했듯이 뇌전증은 유발 요인 없이 발작이 2회 이상 발생한 상태를 말한다. 발작이 2회 발생하면 세 번째 발작 가능성이 70% 이상이기 때문이다. 또한 발작은 예측하기 어렵고 매우 위험하다. 따라서 발작 재발을 반드시 예방해야 한다. 오랜 시간이 지나 뇌전증이 소멸되는 증후군도 있지만, 그때까지는 발작을 예방하며 안전하게 지내야 한다.

항경련제가 1차 치료다

뇌전증의 1차 치료는 항경련제 복용이다. 항경련제는 과학적이고 논리적인 작용 방식으로 발작을 예방한다. 신경세포가 과도하게 흥분하는 것을 억제하는 원리다.

어떻게 억제할까? 답은 신경세포끼리 신호를 주고받는 통로인 시냅스(synapse, 신경세포연결)에 있다. 시냅스에는 주로 흥분을 담당하는 연결과 주로 억제를 담당하는 연결이 있는데, 항경련제는 흥분성 연결을 억제하거나 억제성 연결을 강화해 신경세포의 흥분도를 낮춘다.

이러한 작용은 항경련제가 뇌세포에 일정 농도로 존재할 때 가능하다. 약물 농도가 낮아지면 신경세포의 흥분성이 다시 증가한다. 따라서 일정 간격으로 항경련제를 복용하면 약물 농도가 일정하게 유지되어 신경세포가 안정되고 발작이 예방된다.

항경련제 복용을 꺼리는 사람도 있지만, 환자의 안전을 위해 반드시 복용해야 한다. '약은 독이다', '독을 잘 쓰면 약이 된다'는 말이 있다. 항경련제를 설명하기에 매우 적합한 표현이다. 환자와 가족들은 '독'에만 신경 쓰느라 '약'이라는 사실을 잊곤 한다. 하지만 발작은 위험한 상황을 초래할 수 있다. 이를 막아주는 항경련제는 매우 고마운 존재다. 항경련제 덕분에 발작 없이 안전하게 지낸다면, 환자는 원하는 일을 하며 살아갈 수 있다.

약을 사용하고 싶지 않은 다른 이유도 있다. 우리는 문화적으로 뇌전증을 수치스럽게 여기고 인정하기 어려워한다. 그리고 항경련제 복용을 뇌전증을 인정하는 것으로 여겨 매우 꺼린다. 하지만 수많은 역사적·통계학적 데이터가 항경련제 사용이 최선의 선택임을 증명한다. 무엇보다 환자의 안전을 위해 객관적 근거가 있는 항경련제 치료를 받아들이는 것이 우선이다.

항경련제 복용 시 꼭 알아야 할 것들

뇌전증 환자와 보호자는 현재 복용 중인 항경련제에 대한 정보를 명확히 알고 있어야 한다. 즉 매일 복용하는 약의 이름, 성분명, 용량, 복용 방법을 반드시 기억해야 한다.

또한 다른 질병으로 진료나 수술을 받을 때는 복용 중인 항경련제 이름, 용량, 복용 간격을 의료진에게 알려야 한다. 이 정보는 담당 의료진이 다른 약제와의 상호작용을 확인하는 데 필수적이다. 마취가 필요한 경우 소아신경과나 성인신경과 의사를 방문해 마취 시 주의 사항, 금식 중 항경련제 복용 방법, 정맥주사로 변경해야 하는지에 대한 소견을 받아야 한다.

처음 항경련제를 복용하는 환자와 가족들은 부작용을 걱정하게 된다. 부작용을 미리 알아두면 장기 복용 시 도움이 된다. 항경련제의 부작용은 크게 두 가지로 나뉜다.

첫째, '용량에 비례하는 부작용'이다. 졸림, 어지러움, 흐릿한 시야나 사물의 경계가 불분명하게 보이는 증상이 대표적이다. 이런 부작용은 항경련제의 용량을 조절하면 해결되는 경우가 많다. 다만 약물의 분해 속도, 배출 속도, 신체 반응은 사람마다 다르므로 부작용도 개인차가 크다.

둘째, '용량과 관계없는 부작용'이다. 가장 중요한 것은 피부 과민 반응이다. 갑자기 몸에 붉은 발진이 올라오고 간지러우며, 심하면 전신이 빨갛게 변하며 부어오른다. 이러한 반응은 항경련제 복용 후 며칠 되지 않아 나타나기도 하지만, 3개월 정도 지나 발생하는 경우가 더 많다. 이를 '지연성 과민 반응'이라고 하며, 조기 발견과 치료가 중요하다. 페니토인(Phenytoin), 카르바마제핀(Carbamazepine), 옥스카르바제핀(Oxcarbazepine), 라모트리진(Lamotrigine) 등이 대표적인 약제다. 다른 약제도 가능성이 없지 않으므로 발진이 생기면 사진을 찍어두고 담당 의사와 즉시 상담해야 한다. 과민 반응이 심하면 고열과 전신 염증반응이 나타나 세균이나 바이러스 감염으로 오인될 수 있으므로, 항경련제 복용 사실을 반드시 알려야 한다.

용량과 관계없는 또 다른 부작용은 성격이나 감정 변화다. 너무 예민해지거나, 난폭해지거나, 우울해지거나, 감정 기복이 심해지는 등의 증상이 나타날 수 있다. 이런 부작용은 항경련제를 감량하거나 다른 항경련제로 변경하면 사라지므로, 환자와 가족은 이러한 변화를 주의 깊게 살펴야 한다.

이 외에도 여러 부작용이 개인별로 다양하게 나타날 수 있다. 여기서 중요한 점은 부작용과 그것이 일상생활에 미치는 영향을 객관적으로 측정하고 기록하는 것이다. 졸림이나 어지러움은 수면이 부족하거나 피로할 때 더 심해질 수 있으며, 공복에 약을 복용하면 부작용이 더 두드러지게 나타날 수 있다. 예를 들어 성인이 새벽 1시에 자고 아침 6시 반에 일어나 아침 식사도 거른 채 약을 먹고 외출한다면 낮에 심하게 졸릴 수 있다. 이것이 순전히 항경련제 때문이라고 단정할 수 없으므로, 수면 시간을 늘려 증상이 호전되는지 확인할 필요가 있다.

세상에 부작용 없는 약은 없다. 흔히 약효가 없어 '밀가루'라고 부르는 위약도 혈당을 높이는 부작용이 있다. 따라서 부작용을 주의 깊게 관찰하며 약제를 조절하는 것이 가장 현명한 방법이다. 항경련제에 대한 선입견을 버리는 것도 중요하다.

항경련제를 '잘' 복용하자

항경련제는 일정한 간격으로 복용해 혈중 농도를 유지해야 약효를 볼 수 있다. 일반적으로 12시간 간격으로 하루 두 번 복용한다. 최근에는 하루 한 번 복용하는 제형도 있는데, 이 경우 아침이나 저녁 중 한 번만 복용하면 된다.

부작용을 완화하려면 식후에 복용하는 것이 좋다. 12시간 간격을 지키되 1~2시간의 오차는 허용된다. 예를 들어 아침 식사를 오전 7시 반에 하고 8시에 약을 복용한 뒤, 저녁 식사를 오후 6시 반에 하고 7시에 저녁 약을 먹는 것은 괜찮다. 졸린 부작용이 심한 약제는 자기 전에 복용하도록 처방되기도 한다. 수면 초반에 증상이 많이 발생하는 뇌전증 증후군의 경우에는 잠들기 90분이나 120분 전에 복용해야 한다.

매일 항경련제를 복용하는 것은 도를 닦는 일과 비슷하다. 오랜 기간 복용하려면 습관을 들이는 편이 낫다. 신경학적으로 습관화되려면 100일이 걸린다는 학설이 있다. 식사 후 물을 마실 때 항경련제를 함께 복용하거나, 알람을 맞춰 약을 빠뜨리지 않도록 하자. 진료실에서 환자들에게 배운 다양한 방법을 소개하면 다음과 같다.

- 약 먹을 시간을 알려주는 앱을 사용한다.
- 약통에 일주일치 약을 미리 넣어둔다.
- 포장된 약제에 날짜나 요일과 오전/오후를 적어둔다.
- '엄마 알람'을 활용한다(가장 애교스러웠던 방법이다).

약을 빠뜨렸거나 두 번 먹었다면

아무리 조심해도 약을 빠뜨릴 수 있다. 하루 안에 발견했다면 즉시 빠뜨린 약을 복용하고, 4시간쯤 후에 다음 약을 먹어야 한다(예를 들어 아침 약을 안 먹은 것을 오후 5시에 알았다면 바로 아침 약을, 오후 9시 이후에 저녁 약을 복용한다).

복용 후에는 일시적으로 혈중 농도가 올라가 졸립거나 어지러울 수 있으므로 되도록 집에서 쉬는 것이 좋다. 약을 자주 빠뜨린다면 부주의하거나 의도적인 경우가 많다. 해외 여행 시에는 여권과 항경련제를 함께 보관하고, 국내 여행이라면 신용카드나 지갑과 함께 항경련제를 챙기는 것이 좋다.

반대로 약을 두 번 먹는 경우도 있다. 이때 가장 고민되는 것은 다음 약을 먹어야 하는가다. 한 가지 약제를 일반 용량으로 복용한다면 다음 약제를 복용하는 것이 좋고, 한 가지 약제를 일반 용량 이상으로 복용한다면 다음 복용 시 절반만 먹는 것이 좋다. 다만 항경련제마다 반감기가 다르므로 각 약제에 대해 소아신경과 또는 성인신경과 담당 전문의에게 미리 물어봐야 한다. 또한 두세 가지 이상의 약제를 고용량으로 복용하는 환자는 반드시 담당 의료진과 상의해야 한다.

여기서 한 가지 의학 상식을 추가하고 싶다. ‘한 알이 일반 용량이고, 두 알이 최대 용량’이라는 것이다. 이는 ‘라면 1개가 1인분이면 2개를 먹는 것이 최대’라는 것으로 비유할 수 있다. 만약 성인 환자가 성인 용량의 알약을 한 번에 세 알씩 복용한다면 고용량에 해당한다. 의료진이 효과와 부작용을 고려해 처방한 경우라도 약물 농도와 부작용은 지속적으로 모니터링해야 한다.

성인은 처방 용량 이상으로 약제를 복용하면 안 되며, 소아청소년은 보호자가 1회 복용량을 직접 주는 방식으로 복용해야 한다. 소아가 시럽 제형으로 복용할 경우 일반적으로 체중 3kg당 1ml가 적정 최대 용량이다. 예를 들어 체중이 12kg인 어린이는 아침저녁 각각 4ml를 복용하는 것이 일반 용량이다. 다만 이는 일반적인 기준이며, 항경련제의 적정 용량은 담당 의사와 상담해 정하므로 진료 시 상의하는 것이 좋다.

항경련제를 언제까지 복용해야 할까?

일반적으로 항경련제를 복용하면서 2~3년간 발작이 없으면 약물 중단을 고려한다. 항경련제를 중단할 경우 재발 확률은 약 15%까지 보고된다. 20년 이상 뇌전증 환자를 관찰한 연구에 따르면, 뇌 MRI가 정상이고 신경학적 이상이 없으며 단일 약제에 1년 이상 발작이 없었던 환자

는 약물 중단 후 재발 위험이 낮았다.[3]

뇌전증은 원인이 다양하고 예후가 알려진 증후군의 종류도 매우 많아, 약물 중단이 가능한 경우도 있고 불가능한 경우도 있다. 치료 약제는 다른 환자들의 통계 자료를 바탕으로 선택하고 경과를 예측하지만, 각 환자의 예후는 일반적인 경과와 다를 수 있다. 같은 예후를 가진 질환이라도 환자의 습관과 상황에 따라 약물 중단 여부가 달라지기도 한다.

뇌전증 증후군 중에 예후가 가장 좋다고 알려진 '자연 호전 뇌전증(self-limited epilepsy, 2017년 이전에는 양성 뇌전증 *benign epilepsy*으로 불림)'은 신생아·영아·소아기에 발생하는 몇 가지 증후군을 포함하며, 일정 연령이 지나면 항경련제를 중단하는 편이다. 마찬가지로 예후가 좋다고 알려진 특발성 뇌전증(idiopathic epilepsy)은 청소년기에 발병하면 항경련제에 매우 잘 반응하여 증상이 조절되지만, 약을 중단하면 재발할 수 있다.

특정 뇌전증 증후군에 해당하지 않는 일반적인 뇌전증은 개인별로 약물 치료를 중단할지 판단한다. 뇌 MRI 검사, 뇌파 검사, 증상을 조절한 항경련제의 종류·개수·용량

등을 참고하여 약물 중단 여부를 결정하고, 중단 이후에도 외래 진료를 통해 수년간 관찰한다.

환자의 선택이 약물 중단 여부에 중요한 변수가 되기도 한다. 앞서 말했듯이 2~3년간 증상이 없으면 약물 중단을 고려할 수는 있지만, 처음 발병했을 때 겪은 어려움이 컸다면 환자와 가족은 재발이 두려워 약물 중단을 망설일 수 있다. 이러한 걱정이 환자의 일상생활에 지장을 줄 수 있어, 약제를 연장하여 복용하는 방법을 택하기도 한다.

약물 중단을 고려할 때 중요한 점이 또 있다. 뇌전증 발작의 유발 요인을 많이 가지고 있다면 약물 중단 후 재발 위험이 상대적으로 높다. 유발 요인에는 불규칙한 수면 습관(수면 시간이 짧고 낮에 수시로 졸기도 한다), 항경련제 복용을 자주 잊는 경우, 음주, 광자극 등이 있다. 예를 들어 한 성인 환자가 저녁 약을 자주 빠뜨리고, 늦게까지 술을 마신 뒤 어두운 방에서 밤새 게임을 한다면 위의 유발 요인 모두에 해당한다. 이런 경우에는 재발 위험이 높아 약물 중단을 결정하기 어렵다.

뇌전증에서의 완치의 정의

완치는 모든 환자와 의사의 목표다. 뇌전증에서 완치의 정의는 크게 두 가지가 있다. 첫 번째는 생명보험사에서 적용해 온 정의로, 발작이 2~3년간 재발하지 않고 항경련제를 중단한 지 3년이 지난 경우다.

두 번째로 국제뇌전증퇴치연맹(International League Against Epilepsy; ILAE)에서는 발작이 최소한 10년 이상 없고 항경련제를 5년 이상 복용하지 않은 상태를 '치유(cure)'라고 공식 정의한다. 즉 국제적으로는 '완치'라는 용어를 쓰지 않는다. 또한 뇌전증이 더 이상 존재하지 않는 경우 '해결(resolved)'되었다고 정의하며, 이는 다음 두 가지로 나뉜다.

- **연령의존성 뇌전증(age-dependent epilepsy):** 환자가 특정 연령에만 나타나는 뇌전증 증후군을 벗어난 경우를 말한다. 자연호전 국소뇌전증과 특발성 뇌전증의 결신 뇌전증이 여기에 해당한다.
- **장기간 발작이 없는 상태:** 위의 치유(cure)와 같은 개념으로, 환자가 최소 10년 동안 발작이 없었고 최소 5년 동안 모든 항뇌전증약제를 복용하지 않은 경우를 말한다.

이는 우리가 생각하는 '완전히 끝났다'는 의미(완치)가 아니라 '치료완결'을 뜻한다. 즉 뇌전증 치료 과정이 성공적으로 마무리되어 더 이상 치료가 필요하지 않은 상태다. 이와 같이 뇌전증이 해결된 경우, 발작 재발 가능성은 매우 낮으나 완전히 없지는 않다.

이 점이 뇌전증 환자들에게는 불만족스러울 수 있다. 질환 특성상 오랜 시간이 지나도 유발 요인이 생기면 증상이 다시 나타날 수 있기 때문이다. 예를 들어 뇌에 국소적 기형을 가진 경우를 생각해 보자. 국소뇌이형성증이 대표적이다. 이 경우 항경련제로 잘 억제되고 주변의 정상 뇌세포가 성숙하여 국소뇌이형성증에 포함된 뇌세포의 과도한 흥분성을 조절한다면, 증상 없이 생활하며 항경련제를 중단할 수 있다. 그러나 고열, 수면 부족, 음주 같은 요인들이 이 평형 상태를 깨뜨릴 수 있다. 이러한 이유로 완치보다는 해결 또는 치유라는 용어를 사용하는 것이다.

따라서 뇌전증에 관해서는 완치라는 개념을 과감히 내려놓고 치유나 치료완결을 목표로 삼아야 한다. 참고로 1년 이상 증상이 없으면 환자 상태를 안정적으로 판정한다. 국제뇌전증퇴치연맹에서는 이를 '관해(remission)'로 정의하며, 운전 같은 일상생활이 가능한 상태다.

다. 국제뇌전증퇴치연맹에서는 이를 '관해(remission)'로 정의하며, 운전 같은 일상생활이 가능한 상태다.

뇌전증 환자로 살아간다는 것

이번에는 뇌전증 진단을 받은 환자가 건강과 일상을 되찾는 데 도움이 되는 정보를 다루겠다. 뇌전증 진단을 받았다면 이제부터 아주 단순하게 살 필요가 있다. 3년 뒤를 내다보지 말고 오늘만 보자. 오늘 하루를 잘 완성하면 2~3년 뒤도 잘 만들어 갈 수 있다. 비탄에 빠져 밤새 걱정한다고 해결되는 것은 없다. 차라리 다음과 같은 몇 가지 중요한 생활 습관과 마음 다스리기를 실천하기를 권한다.

충분하고 규칙적인 수면을 취하자

수면 부족은 세대를 막론하고 현대인이 겪는 가장 큰 문제 중 하나다. 만성적인 수면 부족은 뇌전증 발작의 주요 인이다. 인지 기능을 떨어뜨리고 스트레스 수준을 높이며 근육 건강 유지를 어렵게 만든다. 또한 스트레스 호르몬 수치를 높여 과각성 상태를 일으키고, 이는 다시 수면의 질을 떨어뜨린다. 건강한 수면을 위해서는 규칙적이고 균형 잡힌 식사, 운동, 적절한 근육 이완, 충분한 수면을 통한 뇌의 최적화가 선순환되어야 한다.

바람직한 생활 습관의 예로 군대의 규칙적인 일과를 들 수 있다. 현역 군인은 오전 6시에 일어나 연병장에 도열해 국민의례를 마친 뒤 20~30분간 구보를 한다. 씻은 뒤 오전 7시에 아침 식사를 하고, 훈련을 마치면 오후 5시에 저녁 식사를 한 다음 휴식을 취한다. 이후 밤 9시에 청소를 하고 9시 반에 점호를 한 뒤, 9시 50분에 불을 끄고 잠자리에 누워 10시부터 잠을 잔다. 10시에 잠드는 것은 해가 진 뒤 3시간쯤 지나 수면에 드는 것이 생리적으로 가장 적합하다는 과학적 근거에 기반한다. 또 맛이 없다고는 하지만 영양사가 설계한 균형 잡힌 식단이 제공된다. 이는 회식이나 배달 음식, 인스턴트 음식을 주로 먹는 사람들과는 전혀 다른 식단이다. 또한 군대에서는 일과 시간 외에도 일정량의 운동 시간이 주어진다.

직장인의 생활은 군대와는 다르다. 오전 6시에서 7시 반 사이에 기상해 아침을 먹거나 거른 채 출근하고, 저녁 5~6시쯤 퇴근한다. 야근이 있으면 오후 9~10시에 귀가한다. 퇴근 후에 저녁 식사를 하거나 간식을 먹고 스마트폰, TV, 게임 등으로 시간을 보내다 보면 늦은 시간이 된다. 규칙적인 수면을 취하기 어려운 구조다.

더 심각한 것은 중고등학생이다. 보통 오전 7시 반이나 8시에 일어나 아침을 먹거나 거른 채 등교한다. 학교 수업이 끝나면 많은 학생이 학원으로 직행한다. 학원 수업이 밤 10시에 끝나고, 집에 오면 10시 반이 넘는다. 숙제를 하다 보면 밤 1시가 넘어서야 잠든다. 일부 학생은 학원 수업 후 독서실에서 밤 1시까지 공부하거나, 집에 와서 스마트폰과 컴퓨터로 밤을 보낸다.

이런 패턴은 유치원생과 초등학생 사이에서도 나타난다. 부모의 늦은 퇴근과 집안일 때문에 아이들의 취침 시간이 늦어지고, 어린 나이부터 학원을 다니는 경우가 많아서다. 다수가 이렇게 생활하기에 정상인 것처럼 착각하기 쉽지만, 이러한 생활 패턴은 절대 정상이 아니다.

현대인은 너무 늦게까지 일하고, 공부하고, 즐긴다. 그러나 뇌전증 환자에게 수면은 매우 중요하다. 수면이 부족하거나 불규칙하면 뇌의 흥분성이 증가하고, 이것이 뇌전증 발작을 유발한다. 뇌전증 환자에게 가장 중요한 것은 이른 시간에 규칙적으로 자는 습관이다. 한창 공부해야 할 나이거나 직장 회식을 빠질 수 없는 상황에서 현실적으로 가능할지 고민될 수 있다. 그러나 건강이 세상에서 가장 중요하다. 건강을 지켜야 학업과 직업을 지속할 수 있다는 점을 깊이 생각해 보길 권한다.

뇌전증 환자가 할 수 없는 것들

뇌전증을 아주 무거운 병으로 여기며 자신감을 잃거나 실망하여 마땅히 해야 하는 일과 누려야 하는 즐거움을 놓쳐서는 안 된다. 다만 주의해야 할 몇 가지 제약이 있다.

첫째, 위험한 운동이다. 마지막 발작 증상 후 3개월간은 수영, 자전거 타기, 암벽 등반 등 땅에 발이 닿지 않는 운동을 삼가야 한다. 운동 중에 발작이 재발하면 매우 위험한 결과를 초래하기 때문이다. 3개월이 지나면 이런 운동이 가능하다. 통계적으로 뇌전증 발작의 재발 확률이

크게 감소하기 때문이다.[4]

둘째, 운전이다. 일반적으로 1년 이상 발작 증상이 없으면 운전할 수 있다. 다만 소아청소년신경과 또는 성인 신경과 의사의 소견서와 최근 뇌파 검사 결과지를 적성검사기관에 제출한 후 운전면허를 취득해야 한다. 이미 운전면허가 있다면 발작 발생 시 자발적으로 반납하고, 1년 이상 발작이 없을 경우 같은 절차를 거쳐 재발급받아야 한다. 유럽에서 시행된 대규모 연구 결과, 1년 이상 발작이 없는 뇌전증 환자의 운전 사고 확률이 유의미하게 낮았다.[5] 이를 근거로 이러한 규칙이 세워졌다.[6]

셋째, 음주는 피해야 한다. 음주 자체가 발작을 유발하며, 특히 늦은 시간에 술을 마시면 수면이 부족해지고 수면의 질도 나빠진다. 많은 경우 술과 항경련제를 같이 먹으면 건강에 해로울까 봐 항경련제 복용을 건너뛰어 발작이 유발된다. '지난번에는 술을 마셔도 발작이 없었는데 이번에는 왜 그랬냐'며 의사에게 항의하는 환자도 종종 있는데, 이는 확률의 문제다. 즉 음주는 발작 재발 확률을 높인다. 지난번에는 운이 좋아서 증상이 없었을 뿐이다.

넷째, 불규칙한 수면 패턴을 피해야 한다. 밤늦게 잠자리에 들거나 매일 다른 시간에 자고 일어나는 등 수면 시간이 일정하지 않은 생활 습관은 반드시 삼가야 한다. 규칙적인 수면 리듬을 유지하는 것이 중요하다.

뇌전증 환자가 할 수 있는 것들

'안 된다'라는 말을 들으면 사람은 위축되거나 화가 난다. 제한이 계속되면 더욱 그렇다. 하지만 할 수 없는 몇 가지만 빼면 대부분 할 수 있다는 사실을 깨달으면, 제한을 슬기롭게 받아들일 수 있다. 뇌전증 환자는 발작 후 3개월간 수영, 자전거 타기, 암벽 등반 등 땅에 발이 닫지 않는 운동을 할 수 없다. 1년간 운전도 할 수 없다. 술을 마시면 안 되고 늦게 자거나 불규칙하게 자는 것도 삼가야 한다. 이외에 나머지는 모두 할 수 있다.

즉 뇌전증 환자도 달리기, 요가, 헬스 기구 운동은 물론 축구와 농구 같은 구기 종목까지 제한 없이 할 수 있다. 앞서 말했듯이 발작이 1년 이상 없으면 소아청소년신경과나 성인신경과 의사의 소견서와 뇌파 검사 결과지를 제출해 운전면허를 취득할 수 있다. 술은 마실 수 없지만 친구들과 즐거운 시간을 가질 수 있다. 요즘은 술 없이도 함께 어울릴 방법이 많다. 밤샘 공부나 게임을 할 수는 없지만, 낮 시간을 잘 활용해 공부하고 게임을 즐길 수 있다. 할 수 있는 것을 잘하면서 자신을 지킬 수 있다. 학업, 직업, 결혼에도 제한이 없다. 나아가 자신과 같은 질병을 앓고 있거나 힘들어하는 사람을 이해하고 도울 수도 있다.

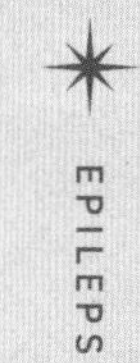

뇌전증 치료하기

이 장에서는 주요 뇌전증 증후군과 표준 치료 방법을 자세히 설명한다. 한정된 지면에 모든 뇌전증 증후군을 담을 수는 없으므로, 대한뇌전증학회가 2021년부터 매년 발간하는 안내서 〈뇌전증 무엇이 궁금하세요?〉와 중복되는 내용은 피했다. 대신 일반인이 이해하기 어렵거나 자세한 해석이 필요한 내용을 주로 다룬다. 참고로 위 안내서는 대한뇌전증학회 전문의들이 제작한 것으로, 홈페이지[7]에서 PDF로 다운로드할 수 있으며 환자와 보호자에게 유용하다.

대표적인
뇌전증 발작 증상

먼저 언어를 이해하는 측두엽에서 뇌파 이상이 생겼다고 가정하고 국소발작의 증상을 살펴보자. 측두엽은 귀가 있는 곳의 안쪽에 위치한 뇌다. 귀와 가까워 언어를 이해하는 기능을 담당한다고 생각하면 측두엽의 역할을 쉽게 이해할 수 있다.

오른손잡이는 일반적으로 왼쪽 뇌가 우성반구로서 언어를 담당한다. 이곳에서 뇌전증 발작이 생기면 다른 사람이 하는 말을 이해하지 못하고, 엉뚱한 대답을 하거나 반응하지 못한다. 측두엽에만 증상이 생기면 시각을 담당하는 후두엽은 정상적으로 기능한다. 따라서 눈앞의 사람이 악수를 청하며 손을 내밀면 손을 잡는 시늉을 할 수도 있다. 다만 측두엽 안쪽에 기억을 담당하는 뇌(주로 해마)까지 뇌파 이상이 생기면, 발작이 있었던 시점의 기억은 증상이 지나간 후 남지 않는다.

다음으로 전신발작은 겉피질과 뇌 내부의 속피질이 상호작용하면서 발생하는 발작이다. 비유하자면 우리나라 지층 깊은 곳에 진원지가 있어 전역에서 동시에 지진이 발생하는 것과 같다. 전신발작에는 다음과 같은 종류가 있다.

- **전신 강직간대 발작**(Generalized Tonic-Clonic seizure; GTC): 흔히 대발작이라고 부른다. 전신이 뻣뻣하게 굳은 상태로 일정 시간 지속되다가(강직발작), 관절을 규칙적으로 굽혔다 펴는 '까딱까딱'으로 묘사되는 증상(간대발작)이 나타난다.
- **결신 발작**: 보통 '잠깐 멍하거나 멈춘다'로 표현되는 증상이 5~10초 정도 지속된다. 환자들은 이를 '시간이 편집되는 느낌이다', '동영상을 보고 있었는데 장면이 휙 지나갔다', '그 당시가 전혀 기억나지 않는다' 등으로 말한다. 옆에서 보면 어떤 동작을 하다가 잠깐 멈추고, 잠시 후 그 동작을 이어서 하는 모습을 보인다.

뇌전증 증후군의 분류 체계

발작과 뇌전증의 분류는 일반적으로 국제뇌전증퇴치연맹
에서 정한 표준을 따른다. 전 세계 표준에 맞춰 질환을 진
단하고 치료하기 위함이다. 분류 체계는 시대에 따라 변
화해 왔으며, 뇌전증 증후군 분류는 2022년에 마지막으로
개정되었다.

뇌전증 증후군들은 발작 양상, 발생 연령, 발생 시간대,
항경련제에 대한 반응, 예후 등의 임상 특징과 뇌파 소견
이 서로 유사하다. 일부 뇌전증 증후군은 구조적 원인, 유
전자 변이, 대사·면역 이상, 감염 등 공통 원인을 가진다.
특정 연령대에 발생하며, 일부는 자연호전된다. 인지 기
능, 정신의학적 증상, 동반 질환 측면에서도 유사한 특징
을 보인다.

뇌전증 증후군을 알기 쉽게 설명하면 특정 국가 사람
들이 공통된 언어, 문화, 음식, 노래를 공유하는 것과 유사
하다. 그렇다고 해서 그 사람들이 모두 같은 일을 하거나
수명이 동일하지 않듯이, 하나의 뇌전증 증후군에 속한
환자들도 각자 다르다. 치료 경과, 부작용, 예후가 환자마
다 다양하게 나타난다는 뜻이다.

이 점은 뇌전증을 진료하는 의사들에게도 중요하다. 전반적 특징이 유사할 수는 있으나 세부 내용이 다양하므로, 다른 환자가 특정 약물로 효과를 보았거나 부작용을 겪었다고 해서 그것이 또 다른 환자에게 바로 적용되는 것은 아니다.

2022년 국제뇌전증퇴치연맹에서 정한 뇌전증 증후군의 공식 한글 번역표는 다음과 같다. 이전에 사용하던 용어와 다른 경우가 있으며, 다소 생소한 한글 이름도 있다. 최근에는 다양한 유전자 변이가 뇌전증과 연관된다는 사실이 밝혀지면서, 유전자별로 환자와 부모들이 온라인에 정보를 공유하기도 한다.

일반인 입장에서는 이 표의 내용이 쉽게 와닿지 않을 것이다. 설명을 더하자면 표의 맨 왼쪽 열은 주로 연령과 관련이 있다. 사람은 태어날 때 엄마의 젖 냄새를 맡는 정도의 감각과 젖을 빨고 삼키는 정도의 반사 기능만을 가지고 있다. 신생아는 태어난 지 100일이 되면 눈을 맞추고, 목을 가누고, 웃는다. 돌이 지나면 혼자 서기도 하고 '엄마'라고 말하기도 한다. 그렇게 자란 아기는 유치원과 초등학교를 거쳐 청년이 되고 성인이 된다. 이는 키가 크

	뇌전증 유형			
	국소	국소 및/ 또는 전신	전신	발달/뇌전증 뇌병증 또는 진행 신경 악화 증후군

신생아기
및
영아기
발병
뇌전증
증후군
	• 자연호전(가족)
	신생아 뇌전증
	• 자연호전(가족)
	영아 뇌전증
	• 자연호전(가족)
	신생아 영아
	뇌전증
		• 열발작
		플러스
		동반
		유전
		뇌전증
			• 영아 근간대
			뇌전증
				• 조기 영아 발달/뇌전증 뇌병증
				• 이주 국소발작 영아 뇌전증
				• 영아 뇌전증 연축 증후군
				• 드라베 증후군
				• 원인 특이 발달/뇌전증 뇌병증
				  – *KCNQ2*-발달/뇌전증 뇌병증
				  – 피리독신/P5P 의존-발달/뇌전
				    증 뇌병증
				  – *CDKL5*-발달/뇌전증 뇌병증
				  – *PCDH19* 군집 발작 뇌전증
				  – GLUT1 결핍 발달/뇌전증 뇌병증
				  – 스터지-웨버 증후군
				  – 시상하부 과오종 웃음 발작

소아기 발병 뇌전증 증후군	• 자연호전 국소 뇌전증 • 자연호전 중심측두 부극파 뇌전증 • 자연호전 자율신경 발작 뇌전증 • 소아 후두부 시각 뇌전증 • 광과민 후두엽 뇌전증		• 근간대 소발 작 뇌전증 • 안검 근간대 뇌전증	• 근간대 무긴장발작 뇌전증 • 레녹스-가스토 증후군 • 수면 활성 극서파 발달/뇌전증 또 는 뇌전증 뇌병증 • 열감염연관 뇌전증 증후군 (FIRES) • 편측발작-편마비-뇌전증 증후군
청소년기, 성인기, 다양한 연령대 발병 뇌전증 증후군	• 해마경화증 동반 내측두엽 뇌전증 • 가족 내측두엽 뇌전증 • 수면연관 과운동 뇌전증 • 가족 다초점 국소 뇌전증 • 청각 증상 뇌전증	• 독서 유발 발작 뇌전증		• 라스무센 증후군 • 진행 근간대 뇌전증
특발 전신 뇌전증			• 소아 소발작 뇌전증 • 청소년 소발 작 뇌전증 • 청소년 근간 대 뇌전증 • 전신강직간 대발작 단독 뇌전증	

▲ 2022년 국제뇌전증퇴치연맹에서 정한 뇌전증 증후군(출처: www.ilae.org/
files/dmfile/epilepsy-syndromes-nomeclature---korean.pdf)

고 몸무게가 늘어나는 것뿐 아니라 대뇌를 비롯한 신경계가 '발달'한 결과다. 이처럼 뇌 발달 단계에 따라 나타나는 특정한 뇌전증이 있다고 이해하면 된다.

두 번째 열부터 네 번째 열까지는 국소발작, 국소 및 전신발작, 전신발작을 주요 증상으로 하는 것을 구분해 놓은 것이다. 두 번째 열에서 자주 보이는 단어는 '자연호전'이다. 이 용어의 원래 영어 표현은 'self-limited'이고, 과거에는 양성(benign)이라고 했다. 여기서 양성의 반대말은 악성(malignant)이다.

자연호전이 'self-limited'이고 양성이 'benign'이라는 것은 어느 시기에 뇌전증 발작이 나타났지만 시간이 지나면 저절로 호전되어 정상으로 돌아온다는 뜻이다. 이를 연령대별로 나눠놓았다고 생각하면 된다.

맨 마지막 열의 복잡한 증후군들은 자연호전과는 정반대로 예후가 불량한 뇌전증 증후군들이다. 담당 의사에게는 해결해야 할 큰 숙제다. 발작이 잘 조절되지 않는 약물 난치성 뇌전증이며, 뇌 기능이 점점 후퇴하거나 퇴행하는 질환들이 다수 포함되어 있다.

이어서 대표적인 뇌전증 증후군을 소개하겠다.

영아기 뇌전증 연축 증후군

영아기 뇌전증 연축 증후군(Infantile Epileptic Spasms Syndrome; IESS)은 영아기에서 가장 흔한 발달 지연 뇌전증 뇌병증이다. 출생아 1만 명당 3~4.5명의 발병률을 보인다. 이전에는 웨스트 증후군(West syndrome)으로 불렸는데, 1841년 의사 윌리엄 웨스트(William West)가 자신의 아들에게 나타난 발작을 관찰하고 학술지에 보고하면서 이 이름이 붙여졌다. 당시 돌이 되기 전이던 그의 아들은 팔다리를 굽히며 2~3초간 힘을 주었다가 푸는 동작을 수십 회 반복하는 증상을 보였다. 이러한 발작 형태를 영아 연축이라고 부른다.

　뇌파 검사에서는 고부정뇌파(hypsarrhythmia)라는 특징적인 소견이 나타난다. 매우 높고 불규칙적인 뇌파와 뇌 여러 곳에서 나오는 발작파가 섞여 있는 형태다. 우리가 보통 보는 악보의 5선이 아니라 낙서처럼 헝클어진 모양을 상상하면 된다. 진료실에서는 먹구름이 가득 끼고 천둥 번개가 치는 하늘에 비유하기도 한다. 이러한 발작 양상과 뇌파 소견, 그리고 발달 지연이나 퇴행이 함께 나타나는 것이 주요 임상 양상이다.

영아기 뇌전증 연축 증후군 초기에는 발달 정체나 퇴행이 뚜렷하지 않을 수 있으며, 뇌파 검사에서 고부정뇌파가 보이지 않을 수도 있다. 또한 1세 이상의 영아나 대뇌 기형이 있는 경우에도 고부정뇌파가 나타나지 않을 수 있다.

- **발작 특징:** 뇌전증 연축(epileptic spasms)은 갑작스러운 굽힘(flexion), 뻗힘(extension) 또는 이 두 가지가 동시에 나타나는 움직임이 특징이다. 주로 몸통과 몸통에 가까운 팔다리에서 관찰되며, 2~3초간 굽히거나 펴다가 힘을 빼는 동작이 10~50회씩 몰아서 나타난다. 잠에서 깬 직후 발생하는 경우가 흔하다. 연축은 대칭적 또는 비대칭적일 수 있으며, 연축 전후에 국소발작이 동반될 수 있다. 지속적인 비대칭성이나 국소발작이 나타나면 기저의 국소 병변을 의심해야 한다.

- **동반되는 신경학적 증상:** 발달 지연, 운동 및 시각 장애, 소두증은 연축이 시작되기 전에도 흔히 관찰된다. 연축의 흔한 원인 중 하나가 결절성 경화증(tuberous sclerosis)이므로, 영아기에 나타나는 피부 증상인 저색소반점(hypomelanotic macule)을 관찰하는 것이 진단에 도움이 된다. 우드등(wood's lamp)을 사용하면 저색소반점을 확인할 수 있다.

- **원인:** 임상 평가와 MRI 검사 후 약 절반 이상에서 원인이 밝혀지며, 추가 검사까지 포함하면 영아의 75%까지 원인이 규명된다. 가장 흔한 원인은 뇌 기형인 뇌피질 발달 이상(malformations of cortical development), 결절성 경화증, 출생 전후 뇌손상(perinatal brain injury) 등이다. 유전자 변이에 의한 경우도 점점 더 많이 확인되고 있다. 대사성 원인은 드물지만, 그러한 원인이 아님을 밝혀내는 검사를 통해 배제한다.

- **뇌파 소견:** 영아기 뇌전증 연축 증후군의 특징적인 뇌파 소견은 앞서 말한 고부정뇌파다. 높이가 큰 불규칙하고 느린 뇌파에 뾰족한 뇌파들이 여기저기 섞인 형태로 나타난다. 고부정뇌파가 보이지 않더라도 영아기 뇌전증 연축 증후군을 배제할 수

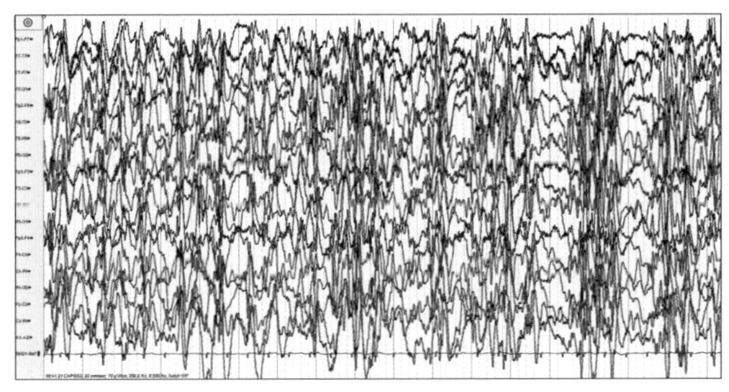

▲ 고부정뇌파 패턴

는 없다. 이 경우 증상 발생 시 뇌파를 검사하는 비디오 뇌파 모니터링이 필요하다. 또한 드물지만 정상 뇌파를 보이는 경우가 있으며, 이때는 뇌파를 반복 검사한다.

- **영상 소견**: 원인이 불명확한 영아기 뇌전증 연축 증후군 환아는 모두 뇌 MRI 검사를 받아야 한다. 뇌 MRI로 35~41%에서 원인을 확인할 수 있다. 초기 뇌 MRI 검사 결과가 정상이지만 발작이 지속되면 6개월마다 반복 촬영을 고려한다. 또는 수초가 충분히 형성되는 24~30개월 이후에 뇌 MRI를 재평가한다. 이를 통해 수술로 치료 가능한 병변(예를 들어 피질이형성증*cortical dysplasia*)을 발견할 수 있다.

  뇌영상 검사(neuroimaging)에서 원인이 확인되지 않으면 유전·대사 검사를 시행해야 한다. 염색체 검사, 염색체 마이크로어레이 검사(미세 결실과 중복 확인), 뇌전증 유전자 패널 검사, 전장 엑솜·전장 유전체 검사, 미토콘드리아 유전 질환 검사가 필요하다. 또한 영상에서 대사성 질환이 의심되면 광범위한 대사성 검사를 시행한다.

- **치료 및 약물 선택**: 1차 치료는 호르몬 치료(부신겉질자극호르몬 *ACTH* 또는 프레드니솔론*Prednisolone*)와 비가바트린(Vigabatrin)을 사용한다. 결절성 경화증에 의한 연축에서는 비가바트린이 1

차 치료이며, 약 95%에서 발작이 조절된다. 호르몬 요법은 결절성 경화증 환자의 경우 비가바트린보다 단기 효과가 우수하다. ACTH는 고용량 스테로이드와 효과가 비슷하다. 다른 약물이나 케톤생성식이요법(ketogenic diet)의 효과에 대한 근거는 부족하다. 구조적 원인이 의심되고 호르몬 요법과 비가바트린 치료에도 발작이 조절되지 않으면 뇌파가 뇌의 특정 부위에서 나온다는 증거가 없더라도 수술적 치료를 신속히 논의해야 한다.

- **예후:** 영아기 뇌전증 연축 증후군으로 진단된 환자 대부분은 나이가 들면서 지적장애를 보인다. 자폐 스펙트럼 장애 위험도 증가한다. 연관된 원인이 예후에 가장 중요하며 연축 시작부터 진단과 치료가 빠를수록, 그리고 치료 반응이 좋을수록 예후가 좋다. 연축 외에 다른 발작이 있거나 비연축 발작, 비전형 발작, 국소발작, 비대칭 뇌파가 있는 경우 예후가 나쁘다.

  연축은 대부분 유아기 전반까지 소실되지만 50~90%는 이후 다른 뇌전증으로 이행하며, 이 중 50~75%에서 레녹스-가스토 증후군이 되고 나머지는 국소 또는 다국소 뇌전증으로 변한다. 214명을 평균 25년간 추적한 연구에서 영아기 뇌전증 연축 증후군 환자 중 약 31%가 감염이나 치료 관련 합병증으로 사망했다.[8]

드라베 증후군

드라베 증후군(Dravet syndrome)은 영아기에 발병하는 발달 및 뇌전증성 뇌병증(Developmental and Epileptic Encephalopathy; DEE)이다. 출생아 15,700명 중 1명꼴로 발병하며, 지적장애와 운동 기능 저하를 유발한다.

- **발작 특징:** 대부분 생후 첫 해에 발작이 시작되며, 드물게는 20개월까지 늦어지기도 한다. 초기에는 오른쪽이나 왼쪽의 강직간대 발작(hemiconvulsive seizure) 또는 전신 강직간대 발작이 나타난다. 발작은 지속 시간이 길며, 발열·예방접종·바이러스 감염으로 인한 고열 시 발생하는 경우가 많다.

  수개월 동안 열성 및 비열성 발작이 반복적으로 나타나며, 발작이 발생할 때마다 좌우 증상이 번갈아 나타나기도 한다. 시간이 지나면 근간대 발작, 비전형 결신 발작, 국소발작 등 다양한 발작 형태가 추가로 나타난다. 또한 환자의 반응이 떨어지고 불규칙한 근간대 발작이 지속되며 의식이 감소하는 상태가 수 시간 지속될 수 있다. 이때는 심부건반사가 쉽게 유발되며, 고체온이 가장 흔한 유발 요인이다.

- **기타 신경학적 소견:** 발작이 시작될 당시에는 발달이 정상이

나, 시간이 지나면서 발달지수가 점차 저하된다. 대부분 2세경 발달 지연이 명확해지며, 자폐 특성과 과잉행동(hyperactivity)도 나타난다.

인지 및 행동 장애의 정도는 발작 빈도와 금기 약물의 장기 사용과 연관이 있다. 신경학적 진찰은 초기에는 정상이지만, 이후 걸음걸이가 부정확해지고 균형을 못 잡는 증상(ataxia), 팔다리가 뻣뻣해지는 증상, 구부정한 보행 자세 등이 나타날 수 있다.

- **원인:** 환자의 80% 이상에서 *SCN1A* 손실성 변이(loss-of-function)라는 병적 변이가 확인되며, 대부분 새롭게 발생한 변이다. 이 변이는 주로 뇌피질과 해마에서 신경세포의 흥분을 억제하는 GABA 인터뉴런의 기능에 영향을 미쳐 신경세포가 과흥분하게 한다. 약 5%는 가족성으로 나타나며, 이 경우 친척은 일반적으로 열성경련이 동반된 전신발작 증후군(GEFS+)의 표현형을 보인다. 정확한 진단을 위해서는 유전 결과와 임상 표현형이 일치해야 한다.

- **뇌파 소견:** 발작 발병 초기 뇌파 검사는 정상 배경을 보이나, 시간이 지나며 점차 전반적 배경 느림(diffuse slowing)이 나타난다. 발작파는 초기에는 소수에서만 보이나, 대부분 뇌전증모양방전(epileptiform discharge)이며 광자극에 의해 유발되기도 한다.

2~5세 사이에는 전신 발작성 이상이 증가하고 국소 및 다국소 발작파 출현이 관찰된다.

- **뇌영상 검사:** 초기 영상은 정상이나, 이후 반복적이고 장기간 지속되는 발작으로 인해 뇌 이상 소견이 나타날 수 있다.

- **치료 및 약물 선택:** 드라베 증후군은 약물 난치성이 매우 높아, 소아신경과 의사는 장기간 지속되는 발작 예방, 짧은 발작 빈도 감소, 약물 부작용 최소화를 목표로 한다. 테그레톨, 트리렙탈 등 나트륨 이온 통로 억제제는 증상을 악화하므로 금기다. 국제 권고안에 따르면 1차 약물로 발프로산, 2차 약물로 펜플루라민(Fenfluramine) 또는 스티리펜톨(Stiripentol)+클로바잠(Clobazam), 3차 약물로 칸나비디올(Cannabidiol)을 사용한다. 최근 임상시험에서 효과가 입증된 약물은 칸나비디올(희귀 의약품 센터에서 처방 가능), 스티리펜톨(일부 병원에서 처방 가능), 펜플루라민(식약처 허가를 받았으며 국내 도입 예정)이다. 그 외 효과가 보고된 치료로는 부롬화물(bromide), 케톤생성식이요법 등이 있다. 드라베 증후군 환자의 보호자는 자가 투여가 가능한 벤조디아제

> 이 책에서는 발프로산이라는 표현을 발프로산나트륨(오르빌, 데파킨), 디발프로엑스나트륨(데파코트) 등 발프로산 계열 약물을 통칭하는 말로 사용한다.

핀계 약물 사용 교육을 반드시 받아야 하며, 장시간 발작 발생 시 대처 계획도 제공받아야 한다.

- **예후:** 발작은 대부분 성인기까지 약물 난치성으로 남는다. 성인 초기에는 여러 발작 형태가 감소하거나 소실되며, 야간의 짧은 전신 강직간대 발작만 남는 경우가 많다. 환자의 대다수는 중등도에서 중증 장애를 가지며 성인이 되어도 독립적인 생활이 어렵다.

레녹스-가스토 증후군

보통 8세 이전에 발생하며, 3~5세에 가장 흔하고 남아에게서 더 자주 나타난다. 환자의 약 20~40%는 이전에 영아기 뇌전증 연축 증후군 진단을 받은 병력이 있다.

레녹스-가스토 증후군(Lennox-Gastaut syndrome)에서는 여러 종류의 발작이 나타난다. 환자에게서 강직발작, 비전형 결신 발작, 무긴장 발작, 근간대 발작 등 다양한 전신 발작이 빌생하여 '발작의 백화점'이라 불린다. 뇌파 소견노 다양히디. 굉범위한 느린 스파이크와 서파, 수면 중 나타나는 뇌파의 발작성 빠른 움직임(paroxysmal fast activity), 인지 기능 이상(cognitive abnormality) 등이 관찰된다.

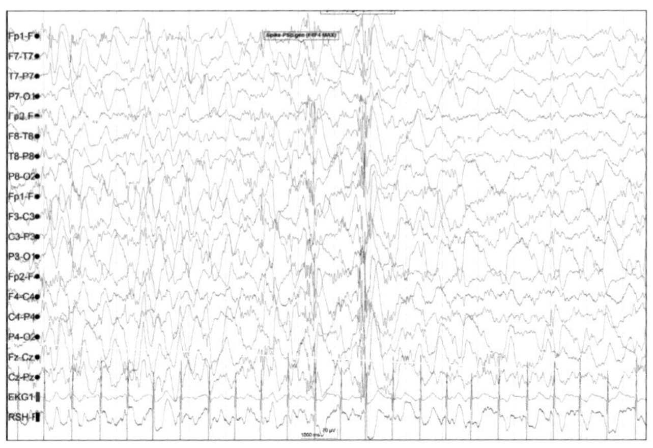

▲ 레녹스-가스토 증후군 환자의 뇌파 패턴
불규칙한 예파와 서파가 주된 배경을 이루어 정상 뇌파가 거의
보이지 않고, 뇌파 전반에 번개치는 모양의 다극파가 관찰된다.

- **강직발작**: 가장 흔한 발작 형태로, 양측 대칭 또는 일측성일 수 있다. 목과 몸통을 구부리고 얼굴에 힘을 주며, 눈이 살짝 위로 올라가면서 팔다리를 뻗는 동작을 보인다. 이외에도 호흡정지, 안구 편위, 얼굴 홍조, 심박수 증가, 동공 확대 등 자율신경에 이상 증상이 발생한다. 일반적으로 의식이 저하되어 외부에서 말을 걸거나 만져도 반응하지 않는다.

- **비전형 결신 발작**: 흔한 증상으로, 서서히 시작되고 주변에서 알아차리지 못하게 끝난다. 겉으로는 증상이 있는지 불확실한

모습을 보인다. 의식은 일부만 소실되어 환자가 기존 활동을 계속하는 듯 보이기도 한다. 손을 만지작거리고 입맛을 다시거나 침을 흘리는 증상이 동반되며, 눈꺼풀을 반복해서 바르르 떨기도 한다. 심박수가 증가하고 갑자기 전기가 오듯 몸을 움찔거리거나 균형을 잃고 쓰러지는 경우도 있다.

- **무긴장 발작:** 자주 발생하지는 않으나, 환자에 따라 무긴장 발작이 주로 나타나면서 전신 강직간대 발작이 동반되기도 한다. 실제 증상은 몸을 가누는 근육 긴장이 갑자기 소실되면서 약하게 머리가 떨어지거나(head drop), 앉은 자세에서 폴더처럼 접히거나, 전신이 바닥을 향해 심하게 넘어지는 등 다양하다.

자연호전 중심측두부극파 뇌전증

자연호전 중심측두부극파 뇌전증(Self-Limited Epilepsy With Centrotemporal Spikes; SeLECTS)은 이전에 양성 롤란딕 뇌전증(Benign Rolandic Epilepsy)으로 불렸으며, 진료실에서는 아직도 이 명칭으로 발하는 경우가 많다. 흔한 소아 뇌전증 증후군으로, 전체 소아 뇌선증의 약 15~23%를 차지한다. 주로 3~13세 사이에 첫 증상이 나타나며, 7~8세에 가장 흔하다. 전형적인 형태는 임상 양상이 비교적 잘 알려져 있어 진단이 쉽지만, 비전형적 특징이 있으면 정확한 진단이 어려울 수 있다.

발작은 대개 아이가 잠든 직후나 잠에서 막 깨어날 무렵에 발생한다. 일부 환자는 각성과 수면 시 모두 발작을 보이며, 약 25%는 각성 시에만 발작이 나타난다. 발작 빈도가 낮은 편이라 대부분의 환자는 발작을 한 번만 경험하며, 빈번한 발작이 보고되는 경우는 10% 미만이다.

- **발작 특징:** 각성 상태에서는 한쪽 입 주변에 이상한 감각이 느껴지고 씰룩거리는 움직임이 생기며, 말을 정확하게 발음하여 말하지 못한다. 숨 쉬기 어렵거나 헛구역질하는 듯한 소리를 내고 침을 많이 흘리며, 말을 제대로 하지 못하지만 알아듣기는 한다. 이런 증상이 지속되면 전신발작으로 진행되어 의식을 잃을 수 있다.

  수면 중에는 한쪽 얼굴을 씰룩거리고, 호흡이 어렵거나 헛구역질 소리를 내면서 침을 흘린다. 이 또한 전신발작으로 진행될 수 있다. 발작은 10초 이내에 끝나기도 하고 1~2분간 지속되기도 한다. 초반에 보호자가 발견하고 깨우면 환자가 발작을 멈추면서 깨어나는 경우도 있다.

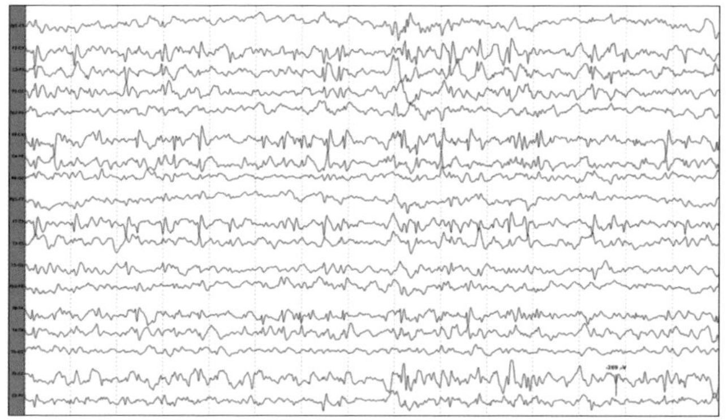

▲ 자연호전 중심측두부극파 뇌전증 환자의 뇌파 패턴

- **기타 신경학적 소견:** 발작 외에도 다양한 인지 및 행동 문제가 보고되어 왔다. 전체 지능(Full-scale IQ)은 대부분 정상 범위지만 언어, 시공간 능력, 비언어 및 언어 기억, 주의력 검사에서 같은 연령대의 대조군보다 낮은 점수를 보이고 행동 문제도 더 자주 나타난다. 그러나 다른 소아 뇌전증에서도 유사한 보고들이 있어 이 질환에만 특징적이라고 보기는 어렵다.

- **뇌파 소견:** 이 증후군은 중심측두부(centrotemporal) 영역에서 특징적인 뇌파 소견을 보인다. 깨어 있을 때보다 수면 중에 더 자주 관찰되며, 전체 환자의 1/3은 수면 중에만 관찰된다. 따라서 뇌파 검사를 할 때 얕은 잠이라도 자야 검사 결과의 신뢰도

를 높일 수 있다.

- **치료 및 약물 선택:** 자연호전 중심측두부극파 뇌전증은 뇌전증 증상이 전혀 없는 소아의 최대 0.7%에서도 발견될 수 있다. 이러한 경우는 관찰만 하고 항경련제를 투여하지 않는다. 또한 대부분은 발작이 드물고, 주로 야간에 안전한 장소(예를 들어 집의 침대)에서 증상이 발생하기 때문에 항경련제를 사용하지 않는다. 그러나 발작이 자주 발생하거나 낮 동안에도 발생하면 항경련제를 투여한다.

  치료를 시행하는 경우 사용하는 항뇌전증약은 옥스카르바제핀, 레비티라세탐(Levetiracetam), 카르바마제핀, 라모트리진, 클로바잠, 클로나제팜(Clonazepam) 등이다.

- **예후:** 장기 예후는 매우 양호하며, 만 13세경 대부분 완화된다. 나이가 들며 뇌가 성숙하면 저절로 호전되기 때문에 이 질환을 가진 환자는 치료 여부와 관계없이 결국 증상이 없는 상태에 이른다.

소아 소발작 뇌전증(소아기 결신 뇌전증)

소아 소발작 뇌전증(과거 명칭: petit mal, pyknolepsy) 또는 소아기 결신 뇌전증은 대표적인 소아 뇌전증 증후군으로 전

체 소아기 발병 뇌전증의 10~17%를 차지한다. 주로 4~10
세에 발병하며, 5~7세에 가장 많이 나타난다. 물론 더 이
른 시기나 10세 이후에 발병하는 경우도 있다. 만 11세 이
후에 발병하면 청소년기 결신 뇌전증일 가능성이 높다.

- **임상 양상:** 환자는 일상생활 중 갑자기 앞을 바라보며 5~10초
  간 멍한 상태가 된다. 증상이 끝나면 바로 하던 일을 계속하며,
  그 순간을 기억하지 못한다. 이러한 증상이 하루 수 회에서 수
  십 회까지 나타난다. 증상이 나타날 때 손가락을 펴서 보여주
  거나 색깔을 말해주면 환자는 나중에 이를 기억하지 못한다.

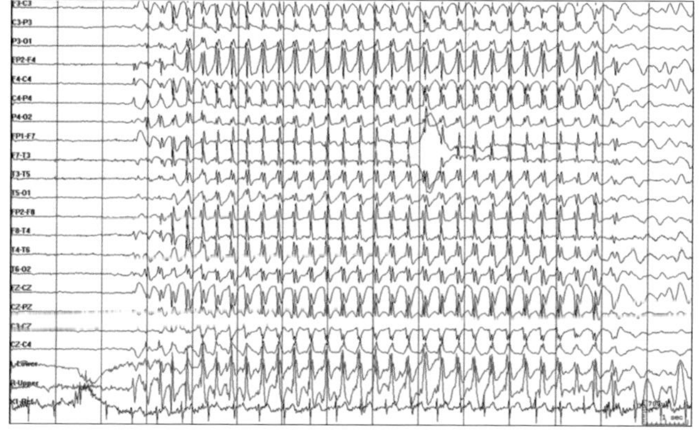

▲ 소아 소발작 뇌전증 환자의 뇌파 패턴

- **뇌파 소견:** 이 질환은 과호흡으로 유발될 수 있어 진료실에서 확인 가능하다. 뇌파 검사 시에도 과호흡을 시행하여 뇌파 변화를 확인해 진단에 참고한다.

- **치료 및 약물 선택:** 치료제로는 에토석시미드(Ethosuximide), 발프로산, 라모트리진을 주로 사용한다. 각 항발작약제의 효과와 부작용에 따라 우선순위를 정하고 필요시 변경한다. 발작 조절은 양호한 편이나 주의력 문제, 우울, 불안, 낮은 자존감, 사회적 고립 등의 정신적·심리적 동반 질환이 나타날 수 있다. 따라서 이를 면밀히 관찰하고 적절히 평가하여 치료해야 한다.

청소년 근간대 뇌전증

청소년 근간대 뇌전증(Juvenile Myoclonic Epilepsy; JME), 일명 얀츠 증후군(Janz syndrome)은 유전성 전신 뇌전증(GGE, 과거 IGE)의 대표적인 아형이다. 임상적으로는 'impulsive petit mal'로 기술된다. 전체 뇌전증의 약 5~10%를 차지하는 비교적 흔한 질환으로, 발병률은 약 1,000명당 0.1명이다. 대부분 사춘기인 12~18세에 발병하고, 특징적 근간대 발작이 핵심 증상이다.

- **임상 양상:** 청소년 근간대 뇌전증의 핵심 증상인 근간대 발작은 주로 손과 팔에 나타나는 갑작스럽고 불규칙한 '번개 치듯한' 근육 수축이다. 의식 소실 없이 발생하며, 특히 아침 기상 직후나 이른 오전에 집중된다. 양쪽 손과 팔에 주로 나타나지만 비대칭적으로 발현되기도 하며, 발작 전 전조 증상은 대부분 없다. 실제로 청소년 근간대 뇌전증 환자의 90% 이상에서 전신 강직간대 발작이 동반되고, 약 1/3에서는 결신 발작이 함께 나타난다. 전신 강직간대 발작은 근간대 발작이 연속적으로 증가한 후 발생하거나, 일부 환자에서는 전조 없이 바로 나타나기도 한다.

  발작은 수면 부족, 음주, 생리 주기, 강한 빛 자극 등으로 쉽게 유발된다. 특히 불규칙하고 부족한 수면이 가장 강력한 유발 요인으로 알려져 있다. 단발성으로 보일 수 있으나 상당수 환자에게서 뇌전증은 평생 지속되며 항경련제 중단 시 재발률이 매우 높아 관해가 드물다.

- **뇌파 소견:** 청소년 근간대 뇌전증 환자의 전형적인 뇌파는 초당 4~6회 양쪽에서 번개가 치듯 나타나며, 졸립거나 얕은 잠을 잘 때 가장 뚜렷하게 관찰된다. 번쩍거리는 불빛에 의해 증상이 유발되는 경우는 전체의 약 30%이며, 같은 환자라도 상황

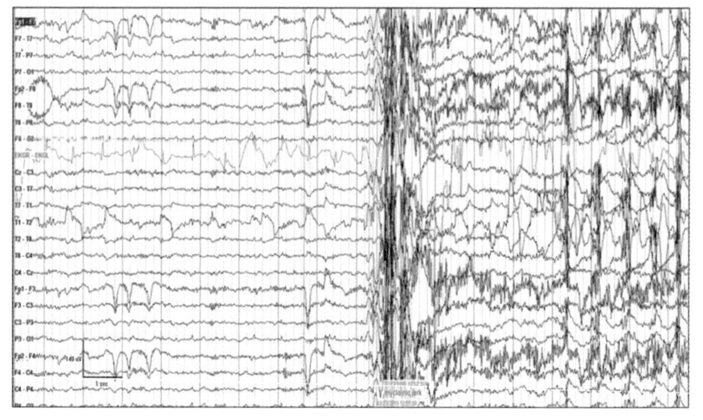

▲ 청소년 근간대 뇌전증 환자의 뇌파 패턴

에 따라 차이가 있다.

- **치료 및 약물 선택:** 청소년 근간대 뇌전증의 치료 목표는 근간대 발작과 전신 강직간대 발작을 모두 예방하는 것이다. 특히 발작을 악화할 수 있는 항경련제는 피해야 한다. 카르바마제핀, 옥스카르바제핀, 에슬리카바제핀 아세테이트(Eslicarbazepine acetate), 페니토인, 비가바트린 등 국소발작 치료에 주로 사용되는 약물은 전신발작을 악화할 수 있다.

  약제가 잘 듣지 않는 청소년 근간대 뇌전증에는 발프로산과 라모트리진 병용 요법이 효과적이다. 치료제는 성별과 직업을 고려해 선택한다. 여성 환자는 임신 가능성을 고려해 태아 기형에 영향을 줄 가능성이 낮은 약물을 선택해야 한다. 레비티라세탐은 임신 중 비교적 안전해 첫 선택약으로 선호된다. 브리바라세탐도 유사한 장점을 가진다. 라모트리진은 효과적이지만 근간대 발작이 악화되는지 관찰해야 한다.

발프로산(오르필, 데파코트, 데파킨)은 청소년 근간대 뇌전증에 가장 효과적인 약제다. 임신과 무관한 사춘기 남자 청소년, 편두통이나 양극성 장애가 있는 경우에 치료 효과가 좋다. 그러나 임신 중 복용 시 태아 기형을 유발하므로 가임기 여성은 피해야 한다. 또한 발프로산은 간독성, 췌장염, 체중 증가, 탈모, 혈소판 감소 등의 부작용을 일으킬 수 있다. 이러한 부작용은 자주 발생하지 않지만 정기적인 혈액 검사와 증상 관찰이 필요하다. 부작용은 약제를 감량하거나 중단하면 호전된다.

- **예후 및 생활 관리:** 청소년 근간대 뇌전증은 약제로 증상이 잘 조절되고 인지 기능에 문제가 없어 양성으로 분류된다. 그러나 항경련제를 중단하면 재발률이 80~90%에 달한다. 재발은 수면 부족, 불규칙한 수면, 음수, 어누분 곳에서 휴대폰을 보거나 컴퓨디 게임을 하는 등의 깅자극으로 유빌된다. 예를 들어 서녁 약을 먹지 않고 술을 많이 마신 뒤 컴퓨터 게임을 하며 밤을 새우면 증상이 나타날 수 있다. 오랜 기간 발작이 없다면 항경

련제 중단을 고려할 수 있으나 수면 습관, 음주 습관, 생활 습관, 단독 거주 여부 등을 종합적으로 고려하여 결정한다.

청소년 근간대 뇌전증 환자는 주로 사춘기에 증상이 나타나 치료를 시작하며, 이른 성인기까지 치료를 받는다. 이 시기에 자신에 대한 불안, 자신감 결여, 우울감 등을 경험할 수 있다. 따라서 적절한 항경련제 선택과 생활 관리, 그리고 정서적 지지가 필요하다.

- **청소년 뇌전증 환자가 마주한 현실:** 과도한 입시 경쟁 속에서 충분한 수면이 학습 부족으로 이어질까 봐 부담을 느끼는 청소년들을 진료실에서 자주 만난다. 늦게까지 게임을 하거나 핸드폰으로 SNS를 즐기는 시간을 제약하면 화를 내거나 의기소침해지며 부모와의 관계가 나빠지기도 한다. 학교나 학원에서 전신발작이 일어나면 타인의 시선을 의식하고 부정적으로 생각하며 힘들어하는 경우도 있다. 자유롭게 인생을 즐기고 싶은 청소년들에게 뇌전증 유발 요인을 줄이는 것은 제약이 된다.

이러한 복잡한 생활과 심리, 인간관계 때문에 고민된다면 증상 없이 건강해야 원하는 것을 모두 이룰 수 있다는 사실을 중심에 두길 권한다. 증상이 자주 일어나면 다치거나 위험한 상황에 처할 수 있다. 제한된 학습 시간에도 학업을 잘해 대학 진학과 취업에 성공한 학생들이 많다. 하지만 이들은 이러한 사실을 드러내지 않고 살아간다. 이를 안다면 더 자신감을 가질 수 있지 않을까 한다.

해마경화증을 동반한 내측두엽 뇌전증

해마경화증을 동반한 내측두엽 뇌전증은 해마경화(Hippocampal Sclerosis; HS)에 의한 내측두엽 뇌전증(mesial Temporal Lobe Epilepsy; mTLE)이라고도 부른다. 측두엽 안쪽에 위치한 해마의 해부학적 변화로 인해 주변 측두엽에서 발작파가 발생하는 질환이다. 원인, 경과, 치료, 예후가 잘 확립된 국소 뇌전증 증후군으로, 발병률이 비교적 높고 임상적·영상학적으로 일정한 패턴을 보인다. 발병 시기는 영아기부터 성인 초기까지 다양하다.

이 질환은 편도체, 해마, 내후각피질(entorhinal cortex), 해마주위회색질(parahippocampal gyrus)에 이르는 내측두엽 구조가 위축되고, 교세포 반응성 증식(gliosis)으로 흉터가 생기는 것이 특징이다. 병변은 양쪽 모두에서 나타날 수 있으나 대부분 한쪽에 발생하며, 주변 구조물까지 침범한다. 고해상도 MRI에서는 해마의 부피 감소와 신호 변화가 관찰된다. 이러한 영상 소견을 임상적으로 '내측두엽 경화증(mesial temporal sclerosis)'이라고 부른다. 항발작약제에 반응하지 않는 경우 1~3.5년 사이에 해마의 부피가 점차 감소하는 진행성 경과를 보인다.

- **임상 증상:** 다양한 전조 증상 이후에 발작이 시작된다. 가장 흔한 것은 기시감 또는 미시감, 설명할 수 없는 두려움 같은 심리적 증상이다. 이 외에 명치에서 무언가 치밀어 오르는 불편감, 후각 이상, 심박수 증가나 소화기 운동 증가 등이 나타나기도 한다.

  전조 증상 이후에는 갑자기 행동을 멈추고 멍하니 응시하는 증상이 30~60초 이상 나타나며, 나중에 이를 기억해 내지 못한다. 또 다른 흔한 증상으로 구강·안면·양손 자동증(automatism)이 있으며 반복적인 입술 핥기, 씹기, 삼키기, 손가락 만지작거림 등이 관찰된다. 오른손잡이의 경우 왼쪽 측두엽에서 발작이 발생하면 나중에 발작 당시를 기억하지 못한다.

  측두엽 발작에서는 주로 빈맥이 관찰되나 드물게 서맥(ictal bradycardia)이 동반될 수 있으며, 특히 비우성반구 또는 오른쪽 내측두엽 발작에서 더 두드러진다는 보고가 있다. 그러나 일부 연구에서는 양쪽성 측두엽 발작에서도 나타나는 것으로 확인되었다.[9] 또한 드물게 무수축(asystole)이 발생할 수 있으며, 이러한 심장 자율신경의 변화는 뇌전증 돌연사(Sudden Unexpected Death in Epilepsy; SUDEP)의 병태생리에 일부 기여할 가능성이 있어 발작 중 심혈관 반응 모니터링이 중요하다. 전신 강직간대 발작으로의 이행은 상대적으로 적다.

- **뇌파 소견:** 발작이 없는 시기에 실시한 일반 뇌파 검사에서는 앞쪽 측두엽 영역의 발작파가 90% 이상의 환자에게서 관찰된다. 30%의 환자에게서는 양쪽에서 발작파가 나타나며, 장시간 비디오 뇌파 검사를 하면 양쪽에서 발작파가 확인될 확률이 높다.

- **예후 및 치료:** 다른 국소발작 환자의 약 2/3는 약물 치료만으로 발작이 조절되지만 해마경화증을 동반한 내측두엽 뇌전증은 약물 난치성일 가능성이 높다. 여러 항뇌전증약이 출시되며 내약성은 향상되었지만, 일단 약물 난치성으로 판단되는 경우 추가 약물 변경만으로 발작을 완벽하게 조절하기가 어렵다. 또한 과도한 약물 치료는 부작용, 삶의 질 저하, 발작 관련 위험(익사, 질식, 외상, 뇌전증 돌연사 등)을 증가시킨다. 따라서 적절한 시점에 약물 난치성 여부를 판단하여 수술적 치료를 고려해야 한다.

두 가지 적절한 약물을 충분한 용량과 기간 동안 사용했음에도 발작이 지속되면 약물 난치성으로 정의하며, 이 시점에서 뇌전증 수술 평가가 권고된다. 이 질환에서 수술은 가장 효과적인 치료 방법으로, 수술 후 약 60~80%에서 발작이 완전히 조절된다. 특히 해마경화증이 있는 경우는 수술 예후가 가장 좋은 환자군 중 하나로 알려져 있으며, 절제(resection) 또는 레이저를 이용한 소작(ablation) 모두 높은 성공률을 보인다.

수술적 치료는 앞쪽 측두엽 절제(anterior temporal lobectomy) 또는 선택적 편도체-해마 절제(selective amygdalo-hippocampectomy)가 표준 수술 방법이다. 수술 후 발작이 완전히 억제된 환자의 20~50%는 항뇌전증약을 중단할 수 있어, 일부 환자는 사실상 임상적 치유(clinical cure)가 가능하다.

항경련제
선택 원칙

항경련제는 발작의 형태, 임상 양상, 환자의 연령과 성별, 뇌파의 특징, 그리고 뇌전증 증후군 해당 여부에 따라 선택한다. 일반적으로 최소 유효 용량으로 시작하며, 약제의 반감기를 고려하고 부작용을 감시하면서 일정 간격으로 유효 용량에 도달하도록 처방한다. 이후에는 발작 조절 상태와 부작용 발생 여부를 확인하며 항경련제 용량을 조절한다.

현재 국내에서 시판되는 항경련제

현재 국내에서 처방 가능하거나 조만간 가능할 것으로 예상되는 약제를 다음 표에 간단히 정리했다. 환자에 따라 용량과 부작용이 다를 수 있으므로 소아신경과 및 성인신경과 의사의 진료가 필요하다.

약물명 (일부 상품명)	시작 용량 (※ 소아는 연령·체중에 따라 다름)	최대 용량	복용 금기 대상	주요 부작용
카르바마제핀 (테그레톨)	하루 400mg	하루 최대 2,400mg	해당 약(유사 성분) 알레르기 또는 골수 기능 저하 시	어지럼증, 복시, 발진, 백혈구 감소
클로바잠 (센틸)	30kg 이하: 하루 5mg 30kg 초과: 하루 10mg	30kg 이하: 20mg 30kg 초과: 40mg	특별한 금기 사항 없음	공격성, 불면, 졸림, 어지럼증, 침분비 증가, 메스꺼움, 구토
클로나제팜 (리보트릴)	소아: 1kg당 하루 0.05mg 성인: 1.5mg	소아: 1kg당 0.1~0.2mg 성인: 20mg	벤조디아제핀 계열에 알레르기가 있는 경우	졸림, 피로, 성격 변화
에토석시미드 (자론티)	하루 500mg	하루 최대 2,000mg (약 20mg/kg)	석시니마이드 계열에 알레르기가 있는 경우	구역, 구토, 피부 발진, 혈액 이상
가바펜틴 *Gabapentin* (뉴로틴)	3~12세: 1kg당 10~15mg 12세 이상: 300~900mg	3~12세: 1kg당 40mg 12세 이상: 1,800mg	특별한 금기 사항 없음	어지럼증, 졸림, 체중 증가, 피로감
라모트리진 (라믹탈)	타 항경련제 복용 여부에 따라 상이	하루 최대 400mg	약물에 알레르기가 있는 경우	발진, 어지럼증, 메스꺼움, 손 떨림
레비티라세탐 (케프라)	하루 500~1,000mg	하루 최대 4,000mg	특별한 금기 사항 없음	졸림, 피로, 성격 변화, 어지럼증
옥스카르바제핀 (트리렙탈)	4~16세: 1kg당 8~10mg 16세 이상: 600mg	하루 최대 1,200mg	카르바마제핀 계열에 알레르기가 있는 경우	저나트륨혈증, 어지럼증, 발진
페노바르비탈 *Phenobarbital* (페노바르비탈)	소아: 30mg 성인: 200~300mg	하루 최대 600mg	포르피린증 환자는 복용 금지	졸림, 집중력 저하, 기억력 저하
페니토인 (히단토인)	1kg당 3~5mg	1kg당 5mg	알레르기가 있거나 심박수가 느린 경우	잇몸 비대, 다모증, 발진

약물명 (일부 상품명)	시작 용량 (※ 소아는 연령·체중에 따라 다름)	최대 용량	복용 금기 대상	주요 부작용
프리미돈 *Primidone* (프리미돈)	100~125mg	최대 750mg	바르비투르산 계열에 알레르기가 있는 경우	졸림, 비틀거림, 안진
토피라메이트 *Topiramate* (토파맥스)	50mg	400mg	특별한 금기 사항 없음	손발 저림, 체중 감소, 집중력 저하
발프로산 (오르필, 데파코트, 데파킨)	1kg당 15mg	1kg당 60mg (3,000~5,000mg)	간 질환, 요소회로 이상	체중 증가, 손 떨림, 탈모, 혈소판 감소
비가바트린 (사브릴)	1kg당 50mg	1kg당 150mg	시야 손상 위험	시야 감소, 졸림, 피로
조니사미드 *Zonisamide* (엑세그란)	100~200mg	400~600mg	설파제 계열에 알레르기가 있는 경우	신장 결석, 체중 감소, 집중력 저하
에슬리카바제핀 아세테이트 (제비닉스)	하루 400~800mg	하루 1,200~1,600mg	카르바마제핀 계열에 알레르기가 있는 경우	어지럼증, 졸림, 저나트륨혈증, 복시, 피로, 메스꺼움
칸나비디올 (에피디올렉스)	1kg당 2.5mg (하루 2회)	1kg당 10mg(하루 2회)	칸나비디올·참깨오일 알레르기 또는 간 기능 저하 시	졸림, 식욕 감소, 설사, 간수치 상승, 피로감
세노바메이트 *Cenobamate* (엑스코프리, 온토즈리) ※ 희귀 의약품 센터를 통해 처방(미국은 18세 이상 사용 허가)	하루 12.5mg	하루 200mg(최대 400mg까지 가능)	해당 약(유사 성분) 알레르기 또는 심장 전도 이상(QT 단축 증후군)이 있는 경우	졸림, 어지럼증, 피로, 균형장애, 두통, 발진, 간수치 상승
브리바라세탐 *Brivaracetam* (브리비액트) ※ 2026년 상반기 국내 판매 예정	하루 50mg (또는 하루 2회 25mg)	하루 최대 200mg	약물 알레르기가 있거나 간 기능이 심하게 저하된 경우	졸림, 피로, 이지림증, 불안, 과민성, 구역, 두통
펜플루라민 (핀테플라*Fintepla*) ※ 2026년 3월 기준 건강보험 급여 등재 절차 진행 중	하루 2회 1kg당 0.1mg	유지 용량은 하루 2회 0.35mg/kg, 최대 용량은 하루 26mg	심장 판막 질환 및 폐동맥 고혈압 위험이 있는 경우	식욕 감퇴, 체중 감소, 졸음, 피로, 설사(투여 전/후 6개월마다 심장 초음파 검사 필요)

항경련제의 효과는 언제 판단하는가?

항경련제는 일정 기간 반복 투여하면 유지 농도에 도달한다. 담당 의사는 환자마다 가장 적합한 1차 약제를 선택하고, 효과와 부작용을 확인하며 용량을 늘린다. 효과가 부족하면 다른 약제를 추가하여 발작이 조절되는지를 확인한다. 판단 시기는 환자의 증상과 약제의 특성에 따라 다르며, 이 시기가 되어야 효과와 부작용을 제대로 평가할 수 있다. 일반적으로는 약제 시작 후 3개월이 약제의 작용과 부작용을 판단하는 데 중요한 적응기이므로 세심한 관찰이 필요하다.

1년 이상 발작이 없으면 성인은 운전할 수 있다는 것이 대규모 연구를 통해 밝혀졌다.[10] 이는 환자가 운전할 수 있을 만큼 안전한 상태에 도달했다는 의미이며, 일반적으로 항경련제에 효과가 있다고 판단할 수 있다.

증상이 매우 심하고 자주 발생하는 경우에는 경구약제로 천천히 증량하기보다 입원하여 증상을 관찰하며 치료해야 한다. 입원 시에는 정맥주사 제형으로 먼저 농도를 높여 증상을 조절한 뒤 경구약제로 전환한다. 정맥주사 제형이 있는 약제는 로라제팜(Lorazepam), 페노바르

비탈, 페니토인, 발프로산, 레베티라세탐, 라코사마이드
(Lacosamide) 등이다.

항경련제의 부작용 관리

항경련제는 최소 2~3년 동안 장기 복용하는 약제다. 정
기적인 혈액 검사를 통해 혈중 적혈구, 백혈구, 혈소판 수
치와 간, 콩팥, 전해질, 갑상선 호르몬 등에 이상이 있는지
확인한다. 약물 대사가 일정하지 않은 약제를 사용하는
경우, 여러 약제를 함께 복용하는 경우, 고용량을 사용하
거나 독성이 의심되는 경우, 약물 농도가 낮은 것이 의심
되는 경우, 임산부인 경우에는 약물 농도를 측정한다. 약
물 농도는 약을 복용하기 직전에 채혈하여 측정하는 것이
표준이다.

항경련제 중 일부는 식욕에 영향을 준다. 식욕이 늘거
나 줄어드는 경우 원인으로 추정되는 약제를 감량하거나
중단하면 대부분 원래대로 돌아온다. 약물 농도와 관련
된 부작용(졸림, 어지러움, 시야 흐림, 복시 등)은 초기에 약제
를 늘리면서 세심하게 관찰하면 환자에게 적합하면서도
발작을 조절할 수 있는 용량을 찾을 수 있다. 전신 발진을

포함한 약물 과민 반응 같은 심각한 부작용이 나타나면 원인이 되는 약제를 즉시 중단하고, 교차 반응 가능성이 있는 항경련제를 피해서 다른 약제를 선택해야 한다.

또한 항경련제는 다양한 정서적 부작용을 일으킬 수 있다. 예민함, 난폭함, 우울감, 과도한 들뜸, 심한 감정 기복 또는 감정 둔화 등이 나타날 수 있다. 이러한 부작용이 의심되면 원인으로 추정되는 항경련제를 감량하거나 중단하여 증상이 사라지는지 확인해야 한다.

구세대와 신세대 항경련제의 차이

페니토인은 1908년에 합성되어 1936년부터 뇌전증 치료 제로 사용되었다. 최근에 개발된 약제인 세노바메이트는 2019년 11월에 미국에서 승인되었으며, 2021년 12월에 유럽과 영국에서 허가되었다(아직 국내에는 사용되지 않음). 두 약제의 임상 사용 시기는 약 83년이나 차이가 난다. 그럼에도 현시대에 공존하는 것은 각자 쓰임새가 다르기 때문이다.

구세대 항경련제는 한마디로 투박하다. 약효가 강하고 부작용도 거의 알려져 있으며, 오랜 사용 경험이 축적되

어 있어 환자 개개인에 맞춰 적절히 조절할 수 있다. 1999
년에 미국에서 허가받은 레베티라세탐 이후를 신세대 항
경련제라고 한다면, 이 약제들은 이전에 비해 세련되었다
고 할 수 있다. 작용 기전이 이전 약제들과 다르며 무엇보
다 약물 대사에서 장점을 보인다. 즉 약제 투여 시 일정한
농도를 잘 유지하고 다른 약제와 상호작용이 적다는 장점
이 있다. 그러나 시간이 지나면서 처음에는 알려지지 않
았던 부작용이 보고되기도 하고, 이를 감소시키는 방법이
발견되기도 했다.

　소아신경과와 성인신경과 의사들은 이러한 약제의 특
징을 잘 이해하여 실제 환자 진료에서 발생하는 다양한
효과와 부작용을 고려하여 약제를 선택한다. 구세대와 신
세대 항경련제 모두 임상 현장에서는 유용하다.

항경련제 복용, 알고 시작하면 두렵지 않다

항경련제를 복용하기 시작하면 부작용에 대한 두려움이
앞서고, 뇌전증이 굴레처럼 느껴지며 불확실한 미래에 대
한 심리적 부담이 커진다. 이러한 약제를 자녀에게 복용
하게 하는 부모의 마음도 복잡하고 무거울 수밖에 없다.

항경련제는 낮은 용량부터 천천히 증량하므로 겁내지 않고 처방대로 규칙적으로 복용해야 한다. 실제로 진료실에서 항경련제를 처음 처방받고도 복용하지 않은 채 병원에도 오지 않는 환자들이 있다. 뇌전증의 정의상 재발 확률이 70% 이상이므로 이러한 경우 발작이 재발할 수 있다. 오랜 시간 축적된 많은 자료를 통해 발작이 재발하여 위험에 처하는 것보다 항경련제를 복용하는 것이 더 안전하다는 사실이 증명되었다. 따라서 이러한 근거를 신뢰하며 두려움을 버린 채 치료받는 것이 합리적이다.

항경련제를 처음 복용하는 환자와 가족은 모두 초보 운전자다. 처음에는 모든 것이 신경 쓰이고 걱정되는 것이 당연하다. 어느 시점이 되면 모든 것이 익숙해지고 음악을 듣거나 바깥 풍경을 보며 운전할 수 있게 되는 것처럼, 항경련제를 복용하면서 치료받는 것도 익숙해진다.

실제로 많은 환자가 치료 초기에 걱정했던 것보다 부작용이 적어 놀라웠다고 말한다. 대부분의 환자는 일상생활을 유지하는 데 큰 어려움이 없다. 무사히 치료받고 항경련제를 끊은 환자들은 이전보다 자유롭고 편안하다고 하며, '안개가 걷힌 것 같다'는 말을 하기도 한다. 이것이 일반적인 경우다.

한편 항경련제에 예민한 사람은 복용을 시작하면서 졸린 감기약을 먹은 것처럼 늘어지거나 어지러울 수 있고, 사고와 행동도 느려질 수 있다. 이러한 경우 일상생활에 무리하지 않고 섣불리 판단하지 않으면서 일정 시간 관찰해야 한다. 중요한 것은 항경련제가 일상생활에 어느 정도 영향을 주는가이다. 우리의 일상생활은 아침에 일어나서 출근이나 등교하는 것, 직장·학교·가정에서 맡은 일을 하는 것, 세 끼 식사를 하는 것, 일과를 마치고 운동하고 즐기고 쉬며 충분한 수면을 취하는 것이다. 항경련제를 복용하면서 이런 일상생활을 어느 정도 유지할 수 있는지 기록하고, 얼마나 지장을 받는지 가늠하려는 노력이 필요하다.

소아신경과와 성인신경과 의사는 다양한 항경련제의 효과와 부작용을 잘 이해하는 전문가다. 뇌전증을 앓는 환자와 가족들은 환자의 상태를 가장 잘 아는 전문가다. 이 두 전문가가 정확한 데이터를 가지고 끊임없이 소통하는 것이 뇌전증 치료의 가장 중요한 과정이다.

약물 난치성 뇌전증 치료에 사용하는 식이요법

약물 난치성 뇌전증이란?

약물 난치성 뇌전증은 항경련제로 치료 효과를 볼 수 없는 상태를 말한다. 2010년 국제뇌전증퇴치연맹은 임상 현장과 연구에서 혼동을 방지하고자 약물 난치성 뇌전증을 명확히 정의했다.

약물 난치성 뇌전증은 "적합하게 선택되고 부작용 없이 견딜 수 있는 최소 두 가지 항발작약물(단독 또는 병용)로 적절히 치료했으나 12개월 이상 발작이 없는 상태를 유지하지 못한 경우"를 뜻한다. 판단 시 다음 조건을 고려한다.

① 뇌전증 진단이 정확한가?

② 항발작약물 선택이 적절한가?

③ 충분한 용량의 항발작약물을 사용했는가?

④ 뇌전증 발작의 악화 요인이 있는가?

⑤ 음주, 불규칙한 수면, 생리 주기, 약물 복용 불이행, 혈액 투석 등 약물 농도에 영향을 주는 요인이 있는가?

케톤생성식이요법

인류는 오래전부터 질병 치료에 식이요법을 활용해 왔으며, 뇌전증 치료도 예외가 아니었다. 고대에 히포크라테스가 금식으로 뇌전증 환자를 치료했다는 기록이 있고, 성서에도 뇌전증 환자를 본 예수가 "기도와 금식으로 나을 수 있다"고 말한 문구가 있다. 근대에 이르러 1911년에 기욤 구엘파(Guillaume Guelpa)와 오귀스트 마리(Auguste Marie)가 금식과 절식으로 20명의 뇌전증 환자를 치료했다고 보고했고, 1920년대에는 미국 메이요 클리닉을 중심으로 현재와 기의 유사한 케톤생성식이요법을 환자 치료에 사용했다.

1930년대에 들어 페니토인과 페노바르비탈 등의 항발

작약물이 잇따라 개발되면서 뇌전증 치료에 주로 약제를 사용하게 되었고, 케톤생성식이요법은 자연스레 사람들의 관심에서 멀어졌다. 이후 소수의 의사들이 명맥을 이어오던 중 1990년대에 다시 주목받기 시작했다. 다양한 뇌전증 발작 증상을 보이고 많은 항발작약물로도 치료되지 않던 두 살 어린이 찰리 에이브러햄스(Charlie Abrahams)가 1993년 존스홉킨스병원의 존 프리먼(John M. Freeman)이라는 의사가 처방한 케톤생성식이요법으로 호전되자, 그의 부모가 찰리재단을 설립하면서 이 식이요법이 언론에 소개되었다. 이후 현재까지 약물 난치성 뇌전증 치료에 활용되고 있으며, 그 원리와 효과, 부작용에 대한 연구가 활발히 진행되고 있다.

케톤생성식이요법의 작용 기전은 다음과 같다. 신경세포는 주로 당을 에너지원으로 사용하는데, 당 섭취를 제한하면 신경세포는 대체 에너지원인 지방을 사용하게 된다. 이 상태가 되면 신경세포의 과흥분성이 억제되고 뇌전증 발작이 감소한다. 케톤생성식이요법을 시행한 환자의 경우, 6개월이 경과한 시점에서 발작 빈도가 50% 이상 감소하는 비율이 50~60%로 보고된다. 또한 약 10%의 환

자는 발작이 거의 재발하지 않는다.[11]

케톤생성식이요법은 입원하여 시작한다. 식이 시작 시 발생할 수 있는 탈수, 저혈당 등의 급성 부작용을 예방하고 환자와 보호자를 교육하기 위해서다. 이 식이요법을 지속할 때 가장 흔한 부작용은 위장관 증상이다. 음식을 거부하고, 속이 불편하고, 구토·변비·설사 등이 나타날 수 있다. 이 상태가 장기간 지속되면 혈중 콜레스테롤이 증가하므로 주의 깊은 관찰이 필요하며, 요로결석의 위험도 있다.

가장 심각한 부작용은 지방 흡인성 폐렴이다. 삼킴 기능이 나쁜 환자가 케톤생성식이요법을 할 때 지방이 폐로 넘어가거나 구토 시 폐로 흡인되어 발생한다. 삼킴 기능이 나쁜 환자에게 케톤생성식이요법이 꼭 필요한 경우, 비위관(콧줄)이나 위루관(뱃줄)으로 시행하는 것이 안전하다. 또한 영양사와 정기적으로 상담하여 식단을 조절하고 비타민·칼슘·미량원소 등을 공급해야 한다.

변형 앳킨스식이요법

1970년대에 로버트 앳킨스(Robert C. Atkins)는 체중 감량을 위해 고단백질·고지방 식이요법을 고안했다. 이를 뇌전증 치료에 응용한 것이 변형 앳킨스식이요법(modified Atkins diet)이다.

이후 2003년 미국 존스홉킨스병원의 에릭 코소프(Eric H. Kossoff) 박사 연구팀이 케톤생성식이요법의 부담을 줄이고 비슷한 발작 억제 효과를 얻는 식이요법을 개발했다. 케톤생성식이요법과 동일하게 탄수화물 섭취는 엄격히 제한하되, 단백질 비율이 높아 고기류·생선·달걀·버터·치즈·견과류 등을 많이 섭취할 수 있다는 장점이 있다. 특히 입원 없이 가정에서 진행할 수 있다는 게 큰 장점이다. 에릭 코소프 박사 연구팀이 20명의 어린이 환자를 대상으로 6개월간 진행했을 때 발작이 50% 이상 감소한 환자의 비율이 45%였으며, 발작이 완전히 소실된 비율은 10~15%로 보고되었다.[12]

저혈당 지수 식이요법

케톤생성식이요법은 지방 80%, 단백질과 탄수화물 각각 10%로 구성되어, 학교생활이나 직장생활을 하는 연령에는 적용하기 어렵다는 단점이 있다. 이러한 문제를 개선

하기 위해 2002년 엘리자베스 틸레(Elizabeth Thiele) 연구팀이 저혈당 지수 식이요법(low glycemic index treatment)을 시행한 연구를 발표했다.

혈당 지수(glycemic index)는 음식을 섭취했을 때 혈당이 얼마나 빠르게 오르는지를 수치화한 것이다. 혈당 지수가 50 이하인 식품을 섭취하면 혈당 상승 속도가 느리며, 이러한 식품 중심으로 식단을 구성하면 신경세포의 과흥분성을 억제하고 발작 발생 역치를 높이는 것으로 알려졌다. 일반 식단에 비해 지방 비율이 60%로 높고 20~30%는 단백질, 10~20%는 혈당 지수가 낮은 탄수화물로 구성된다. 혈당 지수가 50 이하인 식품으로는 현미·귀리 같은 통곡물, 브로콜리, 시금치, 사과, 베리류 등이 있다. 피해야 하는 탄수화물은 혈당 지수가 높은 흰쌀밥, 빵, 감자, 설탕, 시리얼, 과자, 라면 등이다.

저혈당 지수 식이요법은 케톤생성식이요법에 비해 성장 지연, 변비, 고지혈증, 위장장애 등의 부작용이 적으며 입원이 필요하시 않다는 장점이 있다. 외식할 때도 저혈당 지수에 해당하는 메뉴를 선택하여 유지할 수 있다. 저혈당 지수 식이요법은 케톤생성식이요법의 효과를 유지하면서도 비교적 실천 가능한 대안으로, 현실적이고 과학적 근거가 확립된 치료 옵션이라고 할 수 있다.

식이요법의 효과

2023년 발표된 어느 논문에서 907명의 환자를 대상으로 한 12개의 무작위 임상 연구를 분석한 결과, 앞서 소개한 세 가지 식이요법 모두 정상 식이에 비해 발작 빈도를 감소시키는 것으로 보고되었다.[13] 승산비(Odds Ratio; OR)는 비교군에 비해 몇 배나 효과가 있는지를 나타내는 통계학적 수치다. 이 논문에서 저혈당 지수 식이요법은 24.7(신뢰 구간 5.3~115.4), 변형 앳킨스식이요법은 11.3(신뢰 구간 5.1~25.1), 케톤생성식이요법은 8.6(신뢰 구간 3.7~20.0)이었다. 발작이 90% 이상 감소한 비율은 케톤생성식이요법이 6.5(신뢰 구간 2.3~18.0), 변형 앳킨스식이요법이 2.1(신뢰 구간 2.2~12.0)이었다. 부작용으로 식이요법을 중단한 비율은 케톤생성식이요법이 8.6(신뢰 구간 2.3~40.6), 변형 앳킨스식이요법이 6.5(신뢰 구간 1.4~31.2)였다.

이 복잡한 숫자를 해석하면 식이요법은 종류에 관계없이 효과가 있다고 할 수 있다. 발작 감소 효과는 상대적으로 좋지만 부작용이 심해서 중단 비율이 높은 것은 케톤생성식이요법이다. 일반적인 통계에 따르면 약물 난치성 뇌전증 환자에게 식이요법을 시행하면 발작이 50% 이상 감소한다. 다만 여기서 주의할 점이 두 가지 있다. 첫째, 하나의 논문이 절대적인 진실을 말해주지 않으며 후속 연구에 따라 결과는 달라질 수 있다. 둘째, 위의 연구는 식이요법을 일대일로 비교한 것이 아니므로 열거한 숫자가 어느 식이요법이 더 좋다는 것을 나타내지 않는다.

일반적으로 식이요법은 6개월에서 2년간 유지한다. 식이요법을 중단한 이후 발작 재발 여부나 2~3년에 걸친 장기적 결과를 보여주는 연구는 매우 적다. 2007년 미국 존스홉킨스병원의 에릭 코소프 연구팀이 발표한 자료에 따르면, 557명의 환자 중에 12%인 66명이 평균 2.1년간 발작 없는 상태를 유지해 케톤생성식이요법을 중단했다. 이 중 20%인 13명이 평균 2.4년 안에 발작이 재발했고, 7명은 다시 발작이 조절되었다고 한다.[14] 식이요법이 성공적인 경우, 발삭이 2년 이상 조절되면 식이요법을 중단할 수 있다는 것이 일반적인 견해다.

뇌전증 수술에 들어가기에 앞서

뇌전증 수술은 비가역적 치료 방법이므로 다음을 고려해야 한다.

① 수술적 치료가 가능한가?

② 약물 치료의 합리적 대안인가?

③ 수술 효과가 얼마나 지속될 수 있는가?

④ 안전하게 수술할 수 있는 병변인가?

측두엽 뇌전증의 경우에는 수술 효과가 장기적으로 지속된다. 그리고 뇌전증 수술로 12개월 이상 발작 없는 상태가 유지되면 환자의 삶의 질, 직업 유지, 독립성과 대인 관계 등 일상생활 전반이 개선된다. 즉 수술적 치료가 가능한 약물 난치성 뇌전증은 수술이 더 유리하다.

수술 전 검사

수술 전 검사는 크게 두 가지로 나뉜다. 발작을 유발하는 병소를 찾는 검사와 보존해야 할 뇌 기능을 확인하는 검사다.

먼저 발작을 유발하는 병소를 찾는 검사에서 가장 중요한 것은 장시간 비디오 뇌파 검사다. 즉 환자는 검사실에 입원하여 뇌파 전극을 부착한 채 생활하며, 3~5회의 발작 증상을 확인한다. 검사는 다음과 같이 진행된다.

① 증상 발생 시 환자를 비디오로 관찰하면 전조 증상, 움직임의 시작과 변화를 실시간으로 보면서 발작을 유발하는 병소를 찾을 수 있다.

② 증상 진후 환자의 뇌파 변화를 관찰하면 발작이 발생하는 위치를 찾을 수 있다.

③ 발작이 없는 시간의 뇌파 변화에서도 발작과 연관된 위치를

찾을 수 있다.

④ 검사 기간 중 발작 발생 시 SPECT(단일광자방출 컴퓨터 단층촬영)를 시행한다. 이후 증상이 없을 때 SPECT를 다시 시행하여 두 영상을 비교해 발작 시 혈류가 증가하고 평상시 혈류가 감소하는 부위를 찾는다.

이처럼 환자의 증상을 직접 관찰하고 발작 시 뇌파, 평상시 뇌파, 발작기 및 평상시 SPECT를 모두 시행한다. 여기에 뇌에서 주로 사용하는 포도당에 방사성 동위원소를 표지하여 투여하면 발작이 없을 때 활동하지 않는 뇌전증 병소를 찾아낼 수 있다. 또한 뇌피질 중 두피와 직각을 이루는 부위에서 발생하는 발작파를 잘 감지하는 뇌자도를 사용하기도 한다.

뇌자도는 초등학교에서 배운 오른나사 법칙을 활용한 검사다. 오른손을 쥐었을 때 엄지손가락이 전류의 방향을 가리키면, 자기장은 나머지 손가락이 가리키는 방향으로 형성된다는 것이다. 뇌파 검사가 뇌전증 부위에서 발생하는 전기의 방향을 탐지한다면, 뇌자도 검사는 자기장의 방향을 탐지하여 전류의 방향을 찾아낸다. 이러한 여러 검사가 모두 같은 부위를 가리키면 뇌전증 병소일 가능성이 높으며, 수술 성공률도 올라간다.

수술 시에는 주요 기능이 있는 부위를 손상하지 않는 것이 중요하다. 그래서 수술 전 검사에는 뇌 기능을 확인하는 검사가 포함된다. 뇌에는 언어 기능(말을 알아듣고 말하는 기능), 운동 기능(손가락·팔·다리를 움직이는 기능), 시각 기능을 담당하는 영역이 있다. 뇌전증 수술의 핵심은 이러한 영역이 손상되지 않도록 하는 것이다. 이를 위해 기능MRI(functional MRI) 검사로 각 기능의 해부학적 위치를 확인한다. 또한 신경심리검사를 통해 환자의 인지 기능, 기억력, 상호작용, 시각적·언어적 기억력, 전두엽 기능 등을 확인한다. 양쪽 뇌를 번갈아 마취시켜 기억력과 언어 기능을 직접 확인하는 와다(Wada) 검사도 있다.

수술 전 검사의 통합 해석 및 스테레오 뇌파 활용

수술 전 검사는 대부분 두피에 붙이는 전극을 이용하므로 뇌 안쪽의 전기적 변화를 찾아낼 수 없다는 한계가 있다. 과거에는 두개골을 열고 뇌파 전극을 촘촘하게 배치하며, 깊은 곳에는 뇌파 바늘을 삽입해 이 문제를 해결했다. 최근에는 스테레오 뇌파(stereoEEG) 또는 입체 뇌파가 도입되어 환자의 고통을 최소화하면서도 양쪽 뇌와 깊은 부위의 뇌파 변화를 정밀하게 파악할 수 있게 되었다. 이러한 다양하고 복합적인 검사로 뇌전증 병소를 명확히 찾아내면 수술 성공률이 높아진다.

국내에서는 아직 활용되지 않지만, 미국에서는 새로운 치료법이 미국 식품의약국(FDA)의 승인을 받아 사용되고 있다. 뇌에 전극을 삽입해 폐쇄회로를 만들고, 발작파를 감지하면 억제 전류를 보내 증상을 막는 방식이다. 이를 반응성 뇌자극술(responsive neurostimulation)이라고 한다. 또한 스테레오 뇌파에서 병소를 발견했을 때 레이저를 방출하는 전극을 삽입해 해당 부위만 제거하는 수술(Laser interstitial Thermal Therapy; LiTT)도 조만간 도입될 예정이다. 이 수술은 환자의 신체적 부담이 적다.

뇌전증 수술의
실제

국소 뇌절제술(병소 절제술)

수술 전 검사가 완료되면 소아신경과, 성인신경과, 신경외과, 영상의학과 의료진과 신경심리사가 모여 검사 결과를 종합 검토하고 수술 계획을 수립한다.

먼저 병소가 하나이고 수술이 용이하면 1회 수술로 뇌전증 병소를 절제한다. 반면 병소가 하나이지만 주변 부위가 뇌전증 발작과 연관되거나 중요한 기능이 있을 것으로 예상되면 스테레오 뇌파 검사 또는 두개강내 전극 삽입술을 시행한다. 이 두 가지 모두 수술 성공률을 높이고 환자의 고유 기능 손상을 최소화하기 위한 노력이다.

측두엽 절제술

측두엽은 언어를 이해하고 기억 저장을 담당하는 부위다. 측두엽 절제술은 1886년부터 시작된 뇌전증 수술의 가장 오래된 방법으로, 수술 방법과 예후가 잘 알려져 있다. 수술 전 검사를 통해 한쪽 측두엽에서 뇌전증이 시작된다고 확인된 환자가 수술 대상이다.

환자가 오른손잡이인지 왼손잡이인지에 따라 언어중추가 있는 우성반구가 결정된다. 와다(Wada) 검사로 우성반구를 확인하고, 뇌전증 발작이 시작되는 측두엽을 어디까지 절제할지 결정한다. 수술 후 일정 기간 발작이 없으면 약제를 천천히 감량하여 중단한다. 이후 환자의 활동성과 전반적인 인지 기능이 점차 향상된다.

뇌량 절개술

뇌량 절개술(corpus callosotomy)은 양쪽 뇌반구에서 동시에 발생하는 심한 발작이 약물로 조절되지 않을 때, 특히 레녹스-가스토 증후군 환자가 빈번하게 쓰러지는 발작을 겪고 약물 치료에 반응하지 않는 경우에 고려한다. 최근에 최신 미세수술 장비가 도입되면서 절개 부위를 최소화하면서도 뇌량을 효과적으로 절개할 수 있게 되었다. 덕분에 수술 후 합병증이 크게 줄었다.

다음 조건에 해당하는 환자는 뇌량 절개술 대상으로 고려할 수 있다.

① 적절한 항발작약물 단독 또는 복합 요법에도 경련이 2년 이상 지속되는 경우
② 절제 가능한 뇌전증 병소가 없거나 양쪽 또는 여러 곳에서 발작이 나타나는 경우
③ 치료 가능한 다른 전신 질환이 없는 경우

일반적으로 뇌량 절개술을 시행하면 환자가 갑자기 고개를 숙이거나 넘어지는 무긴장 발작이 약 80% 감소한다. 이를 통해 환자가 갑자기 넘어져 다치는 것을 상당 부분 예방할 수 있고, 항발작약물을 감량하거나 중단하여 약물 부작용을 줄이며 생활할 수 있다.

미주신경 자극술

뇌신경은 총 12쌍으로 구성되며 후각, 시각, 미각, 얼굴 감

각, 청각, 혀와 얼굴의 움직임 등을 각각 담당한다. 그중 미주신경은 운동, 감각, 부교감신경 기능을 맡는 10번째 뇌신경이다.

미주신경은 뇌간(뇌와 척수신경 사이에 위치함)에서 출발하여 목과 흉곽을 거쳐 복부까지 내려오는 가장 길고 복잡한 경로를 갖는다. 그리고 가슴과 복부 장기의 일반 내장 감각을 뇌로 전달한다. 즉 미주신경은 다른 뇌신경과 달리 외부에서 쉽게 접근할 수 있다. 이것이 미주신경 자극술(vagus nerve stimulation)이 개발된 이유다.

미주신경 자극술은 전기 발생 장치에서 만든 전기 자극을 미주신경의 구심신경섬유를 통해 중추신경계 전반에 광범위하게 전달한다. 이 전기 자극은 대뇌의 흥분 경로를 억제하고 뇌전증 유발성을 감소시켜 뇌전증 발작을 억제한다. 미주신경 자극술은 발작을 완전히 없애기보다는 유의미하게 감소시키고 환자의 삶의 질을 높이는 것을 목표로 한다.

약물 난치성 뇌전증 환자 중 측두엽 절제술, 피질 절제술, 병소 절제술 등 뇌전증 발생 초점의 절제술이 적합하지 않은 경우에는 미주신경 자극술 대상이 될 수 있다. 미주신경 자극술의 장기 효과를 조사한 연구 결과를 보면 발작이 50% 이상 감소한 경우가 45~65%로 보고되며, 시간이 지날수록 이 비율이 증가한다.[15] 2011년에 보고된 논문에 따르면 미주신경 자극술을 받은 436명의 환자를 약 5년간 추적한 결과, 발작 빈도가 50% 이상 감소한 환자 비율은 64%였으며 평균 발작 빈도는 56% 감소했다.[16] 미주신경 자극술은 발작 감소 외에도 의식이 명료해지고 언어 소통 능력, 학습과 직업 성취도, 기억력이 개선되었다는 보고가 있다.

뇌심부 자극술

뇌심부 자극술은 1990년대 초 파킨슨병 등의 운동이상 질환 치료에 처음 적용된 이후 다양한 난치성 신경계 질환 치료에 사용되어 왔다. 난치성 뇌전증의 경우, 뇌심부의 특정 부위에 전극을 삽입해 자극함으로써 발작 관련 신경 네트워크를 안정시킨다.

현재 대뇌 가운데에 위치한 시상의 앞쪽이나 중심 안쪽에 전극을 삽입하는 방법, 측두엽 내측 해마에 전극을 삽입하는 방법 등이 연구되고 있으며, 발작이 60~70% 감소하는 것으로 보고되었다. 또한 소아기 전신발작, 유전성 전신발작, 발달 및 뇌전증성 뇌병증(예를 들면 레녹스-가스토 증후군) 등에서도 높은 치료 효과가 보고되었다. 이러한 뇌자극술은 삽입한 전극이 센서 역할을 하므로, 최근 발달하고 있는 인공지능과 머신러닝을 활용한 개인 맞춤형 치료 기술로 발전할 것으로 기대된다.

뇌전증 치료용 반응성 뇌자극술

반응성 뇌자극술은 발작이 발생하는 위치에 전극을 삽입하는 방법이다. 삽입된 전극을 통해 두개내 뇌파를 지속적으로 모니터링하고, 특정 패턴의 발작이 감지되면 이를 억제하는 전기 자극을 보내는 시스템이다.

반응성 뇌자극술은 이론상으로 가장 효율적인 자극술이다. 뇌전증 치료용으로는 발작을 일으키는 병소가 국소적으로 명확한 경우에 적용할 수 있다. 현재 이 기술은 미국에서만 사용되고 있어, 향후 국내 도입이나 유사 기술의 국내 개발이 기대된다.

레이저 삽입 열치료

레이저 삽입 열치료(laser interstitial thermal therapy)는 두개골을 절개하지 않고 작은 천공을 통해 광섬유를 뇌의 목표 지점에 삽입하는 최소 침습 수술법이다. 이 광섬유가 레이저를 발산하여 종양이나 뇌전증 병소를 태워 제거한다. 성인과 소아 모두 시술이 가능하며, 다른 뇌 조직을 손상하지 않고 뇌 깊은 곳에 도달할 수 있다.

1976년 오스트리아의 프리츠 헤프너(Fritz Heppner)가 신경외과에서 레이저로 이 수술법을 처음 시행했고 이후 일본, 독일, 미국에서 기술을 꾸준히 발전시켜 왔다. 현재 미국에서 허가받은 제품은 메드트로닉(Medtronic)사의 비주얼레이즈(Visualase)와 몬테리스(Monteris)사의 뉴로블래이트(NeuroBlate)다.

2010년 이후 레이저 삽입 열치료를 뇌전증 수술에 이용한 논문이 300례 이상으로 급증하고 있다. 현재 이 수술법을 주로 적용하는 뇌전증 관련 병변으로는 내측두엽 뇌전증, 시상하부 과오종, 뇌 깊은 곳에 위치하거나 분포가 복잡한 대뇌피질이형성증, 결절성 경화증, 뇌실하 거대세포 성상세포종, 해면상 혈관 기형 등이 있다. 향후 스

테레오 뇌파(입체 뇌파)를 통해 가장 활성화할 것으로 예상

되는 수술법이다.

유전자 이상과 관련된 뇌전증 증후군

뇌전증에서 유전자의 의미

먼저 가장 중요한 것은 뇌전증에서 '유전'이라는 말이 '조상에서 내려오는(hereditary)'이 아니라 '유전자 변이에 의한(genetic)'을 의미한다는 점이다. 최근 뇌전증의 원인 유전자가 많이 알려지고 병원에서도 유전자 검사를 시행하면서 부모들이 자신의 탓이 아닐까 노심초사하는 경우가 많아 미리 밝혀둔다.

뇌전증은 8촌까지의 넓은 범위 친족을 대상으로 하면 가족력을 발견할 수 있다. 즉 부모에서 내려오는 질환이라기보다는 유전적 감수성을 의미하는 경우가 더 많다.

이러한 감수성이 있어도 증상이 발현하지 않는 경우가 대
다수이며, 다양한 요인이 겹쳐서 발생한다. 부모에게는
없는 유전자 돌연변이가 환자에게서 발생하는 경우, 단일
유전자 변이 그 자체가 뇌전증의 원인이 된다. 현재 병원
에서 검사하는 유전자는 이러한 단일 유전자 변이를 대상
으로 한다.

뇌전증은 '발작을 일으키는 지속적 소인(enduring
predisposition)'을 공유하는 매우 이질적인 질환군이다. 원
인으로서 유전은 다음과 같이 크게 두 가지 방식으로 기
여한다.

① 뇌전증이라는 표현형이 나타날 위험을 증가시키는 유전적 요
인(유전적 감수성)

② 유전자 변이만으로 뇌전증을 일으킬 수 있는 유전적 변이(단일
유전자 뇌전증)

유전적 감수성이란?

뇌전증에 유전적 요인이 작용한다는 사실은 1950년대부
터 알려져 있었다. 일란성 쌍둥이라면 둘 다 뇌전증이 발

생할 확률이 높고, 뇌전증 환자의 직계 가족에서 발생률이 더 높다는 점이 반복적으로 보고되면서 유전적 요인 또는 감수성이 있다는 개념이 확립되었다. 이러한 유전적 영향은 특히 특발성 전신 뇌전증(청소년 근간대 뇌전증, 소아기 결신 뇌전증 등)에서 더 빈번하게 확인된다.

그러나 이 개념은 8촌 이내의 친족처럼 넓은 범위의 두 집단을 비교할 때 성립한다. 최근에는 다유전자 위험(polygenic risk)이라는 가설이 제시되었다. 이 가설에 따르면 하나의 유전자가 뇌전증을 일으키는 것이 아니다. 대신 단독으로는 질환을 일으키기에 충분하지 않은 작은 효과를 가진 흔한 변이들이 누적되어 특정 개인의 위험이 일정 임계치를 넘으면 뇌전증이 발생한다. 즉 이러한 유전적 감수성은 키, 피부색, 모발의 양, 근육의 양 등 다른 형질처럼 다양한 인자에 의해 결정된다.

유전적 요인은 결국 환경적 요인과 상호작용한다. 일란성 쌍둥이라도 발병 일치율은 약 80%로, 100%가 아니다. 이는 비유전적 요인이 일정 부분 역할을 한다는 것을 의미한다.

단일 유전자 뇌전증이란?

단일 유전자 뇌전증(monogenic epilepsy)은 하나의 유전자에 변이가 생기면 뇌전증이 발생한다는 개념이다. 그러나 한 유전자의 변이로 발생하는 결과는 생각보다 매우 복잡하다. 여기서는 이를 유전형의 다양성(genotypic heterogeneity)으로 설명하겠다.

1990년대 후반, 멘델의 법칙(우성유전, 열성유전, 반성유전)을 따르는 유전 양상을 보이는 뇌전증 가족들을 대상으로 원인 유전자를 찾는 연구가 활발히 이루어졌다. 특정 뇌전증을 일으키는 가계 구성원들을 분석한 결과 단일 유전자 원인이 밝혀졌다. 대표적인 예가 'SCN1A'라는 유전자다. 이 유전자는 열성경련, 열성경련플러스, 전신발작 등을 가진 가족 구성원이 다수인 가계에서 발견되었으며, 이후 드라베 증후군의 주요 원인 유전자로 확인되었다.

처음에는 생어 염기서열법(Sanger sequencing)이라는 염기서열 분석법으로 유전자를 분석했다. 그러다 2010년대에 들어 차세대 염기서열분석(Next-Generation Sequencing; NGS)이 임상에 적용되면서 중요한 발견이 이루어졌다. 조기에 심한 발달 지연을 동반하는 약물 난치성 뇌전증 증후군 환자에게서 부모에게 물려받지 않은 신생(De novo) 변이가 발견된 것이다. 이를 통해 단일 유전자 뇌전증의 원인 유전자가 중요하다는 사실이 확인되었다. 유전성 발달 뇌전증(Genetic DEEs)은 신생 변이의 대표적 영역이다.

현재까지 수백 개의 유전자와 수천 개의 병적 변이가 뇌전증 원인으로 보고되었다. 개별 질환은 희귀하지만, 전체적으로는 상당한 비율을 차지한다. 예를 들어 3세 이전에 발병한 뇌전증 환자의 40% 이상에서 분자유전학적 원인을 확인할 수 있다. 문헌에는 700개 이상의 유전자가 뇌전증과 관련 있다고 하나, 많은 수는 근거가 충분하지 않다. 변이가 실제 증상으로 이어지는 근거 수준의 분류에서 불확실한 의미의 변이(Variant of Uncertain Significance; VUS)는 의미 있는 유전자 변이가 아니다.

단일 유전자와 연관된 뇌전증의 중요한 특징은 같은 유전자에서 발생한 변이라도 임상 증상이 다양하게 나타날 수 있다는 점이다. 예를 들어 *SCN1A* 유전자에 변이가 발생해도 변이 위치에 따라 증상이 다양하게 나타난다. 발작이 전혀 없거나 전형적인 열성경련만 나타나기도 하고, 열성경련을 보이다가 나중에 뇌전증으로 진행되거나 처음부터 드라베 증후군 같은 심한 뇌전증 증후군으로 발현될 수도 있다. 즉 같은 유전자라도 변이에 따라 임상 표현형이 완전히 달라질 수 있다. 변이가 발생한 유전자의 종류뿐 아니라 유전자 내 변이의 위치나 성격에 따라 항발작약제에 대한 반응과 예후가 다르다는 점도 밝혀지고 있다.

또한 대부분의 유전자는 하나의 특정 뇌전증을 일으키는 것이 아니라 좁거나 넓은 '표현형 스펙트럼'을 가진다. 여기에 조직에 따라 변이가 다른 체성 모자이시즘(somatic mosaicism)까지 더해져 동일 유전자에서도 다양한 표현형이 나타난다.

유전자 변이 확인이 뇌전증 치료에 주는 의미

다음 표는 현재까지 알려진 대표적인 유전자 변이와 발작 양상, 뇌파 검사 소견을 일부 나열한 것이다.

유전자/ 증후군	염색체	기타 임상 소견	발작 양상	뇌파 검사 소견	경과
SCN1A	2q24.3	• 기능 과잉(발달 뇌전증 뇌병증): 신생아 강직, 무호흡, 불수의운동 등 • 기능 소실(드라베 증후군): 인지장애, 자폐, 운동 실조	• 강직, 국소 간대, 연축 등 • 드라베 증후군: 열 유발 지속 반측간대 등	전신 또는 다국소 발작파, 광자극 유발 가능	• 중증: 약물 난치성 뇌전증+인지장애 • 경증: 관해 가능
SCN2A	2q24.3	발달 지연 및 운동장애 가능	• 발달 지연 뇌전증 뇌병증: 이동성 발작파 • 자가 제한: 국소 또는 다국소	이동성 발작파	발달 지연 뇌전증 뇌병증: 난치성 또는 자기호전 뇌전증
Wolf-Hirschhorn	4p 결실	성장 부전, 심한 인지장애, 안면 이형성	국소, 근간대, 전신 강직간대 발작, 비전형 결신	후두 또는 두정의 고전압 극파	경과 호전
HCN1	5p12	인지장애, 자폐, 행동 문제, 운동 실조	영아기 전신 또는 국소, 60% 열성	국소 또는 다국소 또는 전신	• 중증: 약물 난치성 뇌전증+인지장애 • 경증: 열성 경련을 동반한 전신 발작플러스
BRAT1	7p22.3	신생아 강직, 소두증, 자율 불안정	다초점	양측 측두·중심부+배경 느림	조기 사망, 약물 난치성 뇌전증
TSC1/2	9,16	인지장애, 자폐, 저긴장	국소 또는 다국소, 연축	국소 또는 다국소, 드물게 고부정뇌파	난치성 흔함
STXBP1	9q34.1	중등도~중증 인지장애, 저수초화, 뇌량 얇음	강직, 연축, 전신 강직간대 발작	배경파억제돌발뇌파(suppression-burst), 고부정뇌파	난치성, 중증 인지장애
SPTAN1	9q33-34	진행성 소두증, 사지강직마비, 중증 지적장애	연축, 전신	고부정뇌파	난치성
DNM1	9q34	저긴장, 인지장애, 자폐, 운동장애	영아 연축, 레녹스-가스토 증후군	고부정뇌파, 서파-예파 복합	난치성, 중증 인지장애
KCNT1	9q34.3	저긴장, 인지장애, 피질시각장애	이동성 발작파, 수면 유발 초점 과운동	이동성 발작파	중증 난치성
SLC25A22	11p15.5	저긴장, 소두증, 망막저위도검사(ERG) 이상	근간대, 연축	배경파억제돌발뇌파, 고부정뇌파	난치성

유전자/증후군	염색체	기타 임상 소견	발작 양상	뇌파 검사 소견	경과
Trisomy 12p	12p	심한 인지장애, 특이 얼굴형	근간대 또는 근간대 결신, 전신 강직강대 발작	3Hz 극파 또는 다극파	약물 반응 양호
SCN8A	12q13.1	운동장애, 저긴장	열성 유발 국소 또는 전신, 연축	다국소 또는 전신 발작파	• 발달 지연 뇌전증: 난치성 • 경증: 조절 가능
Ring Chr 14	14	심한 인지장애, 소두증, 안면 변형	국소·전신, 영아기 발병	국소	난치성
FOXG1	14q11–13	선천성 레트 증후군과 유사함, 중증 인지장애	국소·전신	배경 느림, 다초점	난치성, 중증 인지장애
Inv-dup 15	15	중등도~중증 인지장애, 자폐	웨스트 증후군, 레녹스-가스토 증후군과 유사함	고부정뇌파, 서파 및 극파	난치성
Angelman	15q 결실	행복한 성향, 운동실조, 언어 발달 최소	비전형 결신, 근간대, 전신 강직강대 발작, 편측 간대	2Hz 특징적 파형	호전 경향
GABRB3	15q12	저긴장, 인지장애	• 기능 증가형: 조기 국소→다양함 • 기능 소실형: 첫해 후반	• 기능 증가형: 배경 붕괴 • 소실형: 정상 또는 느림	증가형 난치성
POLG1	15q24	뇌위축, 간 기능 이상	근간대, 기타 전신 또는 국소	다초점+배경 느림	난치성, 발프로산 금기
CHD2	15q26	인지장애, 소두증 가능	열 민감 전신 강직간대 발작→근간대 또는 비전형 결신	다극파→국소 발작파	난치성
PRRT2	16p11.2	운동 발작 관련	정상 영아의 국소·전신	정상	자가 제한
Miller–Dieker	17p13.3	무회전뇌, 특이 얼굴형	연축·근간대→국소 또는 강직	빠른 활동 우세	난치성, 중증 인지장애
CACNA1A	19	소뇌 위축, 편마비성 편두통	국소 또는 전신	다양함	조기 발병형 난치성
KCNQ2	20q 13.33	대개 정상, 일부 중증	• 중증: 조기 강직 연축 또는 국소 • 경증: 초점	• 중증: 배경파 억제돌발뇌파 • 경증: 정상 또는 국소	• 중증: 인지장애 • 경증: 정상 발달
Ring Chr 20	20	경도~중등도 인지장애, 행동 문제	비전형 결신 또는 근간대 중첩	전두 우세 2~3Hz	평생 난치성

유전자/ 증후군	염색체	기타 임상 소견	발작 양상	뇌파 검사 소견	경과
DEPDC5	22q12.3	불완전 침투, 피질 이형성	전두 또는 측두 국소	국소 또는 다국소	예후 다양함
CDKL5	Xp22	여아에게 흔함, 중증 인지장애	강직·연축·근간대	배경 느림, 변형 고부정뇌파	난치성
PCDH19	Xp22.1	여아에게 흔함, 인지장애, 자폐	열성 군집 발작	전신 또는 국소	난치성, 인지장애 또는 자폐
MECP2 (Rett)	Xq28	후천적 소두증, 자폐, 손 비틀기	국소·전신	배경 느림+다초점	난치성
ARX	Xp22.13	남아 중증 인지장애, 뇌회결손·무뇌량증	연축·전신	배경파억제돌발뇌파, 고부정뇌파	난치성
SLC35A2	Xp11.22-23	중등도~중증 인지장애, 조기 사춘기	연축, 국소	고부정뇌파, 지속적인 서파 및 극파	난치성

환자와 보호자는 2025년 12월 기준 한국 의료기관에서 처방되는 유전자 검사가 뇌전증과 연관된 주요 유전자 60~120개의 염기서열을 확인하는 검사라는 점을 이해해야 한다. 이외에도 염색체 검사, 염색체 마이크로어레이 검사가 보험 적용 대상이다. 또한 전장 유전체 검사 등은 연구비를 활용해 진단 목적으로 사용될 수 있다. 즉 같은 유전자에 변이가 있어도 나타나는 임상 양상은 매우 다를 수 있다는 점도 이해해야 한다.

그렇다면 원인 유전자를 밝혀내는 것이 어떤 의미가 있을까? 현재로서는 50% 이상의 환자에서 원인 유전자를 찾을 수 없다. 또한 원인 유전자를 찾는다고 해도 유전자 변이를 교정할 수는 없다.

하지만 환자의 예후에 대한 정보를 얻을 수 있고, 적합한 항경련제를 선택하는 데 참고 자료가 된다. 유전자 변이 확인은 향후 임상시험을 통과한 약제의 우선 치료 대상이 되는 기회도 제공한다. 인터넷 검색을 통해 해당 유전자 변이와 연관된 전 세계 보호자 모임을 찾을 수 있다. 이를 통해 다른 환자의 임상 경과, 치료 경과, 임상시험 진행 여부를 확인하면 도움이 될 것이다.

최신 임상시험 정보에 따르면 드라베 증후군의 원인 유전자인 *SCN1A* 변이에 안티센스 올리고뉴클레오티드(ASO)라는 RNA 치료제를 적용한 사례가 주목할 만하다. 스토케 테라퓨틱스(Stoke therapeutics)사는 핵 유전자 산출량의 표적화된 증강(Targeted Augmentation of Nuclear Gene Output; TANGO)이라는 기법을 사용한 치료제를 개발 중이다. 기능 획득 변이를 가지는 *KCNT1*, *SCN2A* 유전자 변이에 대한 안티센스 올리고뉴클레오티드 제제의 초기 임상시험도 진행하고 있다.

앞으로 뇌전증 원인이 되는 유전자 변이와 염색체 이

상 등의 확인이 점점 증가할 것이다. 이와 연관된 전사체, 단백질체 등 유전자 발현의 다양한 단계에서도 원인이 밝혀질 것이다. 이를 통해 병리 기전을 제어하는 신약 개발이 가능해질 것으로 예상된다.

환자와 가족이 흔히 하는 질문

PART 3

뇌전증 함께하기

환자와 가족이
흔히 하는 질문

ⓠ 어제 가족이 전신발작을 했습니다. 입술이 파래지고 숨을 못 쉬었는데 심폐소생술을 해야 했나요?

뇌전증으로 청색증이 발생하는 이유는 전신에 힘이 들어가 호흡 근육이 계속 수축한 상태로 움직이지 못하기 때문입니다. 숨을 어렵게 쉬는 듯한 소리가 나는 것도 기도 주변 근육이 수축과 이완을 반복하기 때문입니다.

가족이 이러한 상황에 놓이면 무엇이라도 해야 한다는 생각에 심폐소생술을 떠올리게 됩니다. 하지만 심폐소생술은 심정지나 호흡정지가 왔을 때 시행하는 것입니다. 이때 대부분의 환자는 몸에 힘이 들어가지 않고 늘어져 있습니다. 반면 뇌전증 환자는 맥박수가 오히려 증가합니다. 즉 심장이 더 빠르게 뛰고 있다는 뜻입니다. 뇌파의 과도한 활동이 멈추고 팔다리와 호흡 근육의 강직이 풀려야 호흡이 원활해지고 청색증이 사라집니다.

따라서 가장 먼저 해야 할 일은 고개를 옆으로 돌리거나 몸을 옆으로 눕혀 입안의 분비물이 기도로 넘어가지 않게 하는 것입니다. 심폐소생술은 주로 심장의 움직임을 돕는 응급처치로, 고개를 뒤로 젖혀 기도를 확보한 상태에서 시행합니다. 또한 인공호흡은 입안의 분비물이 기도로 넘어가게 할 수 있어 오히려 위험합니다.

ⓠ 고등학교 때부터 뇌전증 진단을 받고 약물 치료를 진행하고 있습니다. 입사할 때 뇌전증을 앓고 있다는 사실을 알리지 않았는데, 지금이라도 직장에 알려야 할까요?

뇌전증 환자가 회사 채용 과정에서 뇌전증 병력을 알리지 않는 가장 큰 이유는 채용 탈락이나 고용 불이익을 염려하기 때문입니다. 2025년 2월 10일 세계 뇌전증의 날을 맞아 대한뇌전증학회에서 발표한 '뇌전증 환자에 대한 인식 조사'에 따르면, 뇌전증 환자의 약 44%가 취업과 인간관계 등에서 차별을 경험했으며 실직률은 일반인보다 6배 높은 것으로 나타났습니다. 환자의 50%는 가까운 사람에게도 질병을 숨기고 있으며, 진단 첫해에 21.7%가 실직했습니다. 반면 뇌전증 환자를 고용해 본 고용주는 그렇지 않은 고용주보다 긍정적인 인식을 보였습니다.[17]

구직 활동 시 뇌전증을 밝히면 고용에 불이익을 받는 것이 현실이지만, 반대로 뇌전증을 알리지 않고 입사했다가 증상이 생기면 실직의 위험이 있습니다. 이러지도 저러지도 못하는 상황입니다. 이런 경우 주치의와 상의하여 환자 본인이 스스로 결정해야 합니다.

한국에서 뇌전증 환자의 취업과 관련해 참고할 수 있는 지침은 '사업장 근로자의 뇌전증 관리지침(KOSHA GUIDE H-189-2021)'입니다. 이 지침은 산업안전보건법 제39조, 제138조, 같은 법 시행규칙 제220조, 제221조와 관련하여 뇌전증을 진단받은 근로자의 뇌전증 발작 및 안전사고를 예방하면서 불필요한 업무 제한을 피하고 합리적으로 배치하기 위한 기준을 제시했습니다.

이 지침에서는 자동차 운전 수준의 위험이 전체 업무 시간의 15% 미만이면 대부분 업무 제한 없이 근무 가능하도록 권고합니다. 그러나 '고위험 작업'(보호장치 없는 고소작업, 중장비·크레인 조작, 대형 차량 운전, 항공기·철도 운전 등)에서는 자동차 운전 수준보다 더 엄격한 무발작 기간, 약물 중단 여부 등을 요구합니다. 과도한 업무 제한은 오히려 발작 사실 은폐를 불러와 전체 안전을 해칠 수 있으므로, 합리적이고 개별화된 평가와 '합리적 조정(reasonable accommodation)'을 강조하는 것입니다.

요약하면, 뇌전증 환자 대다수는 적절한 치료를 받으면 일반적인 직업을 가질 수 있습니다. 법적으로 제한되는 소수의 안전 민감 직종(대형 차량 운전, 철도·항공 운항, 특정 특수경비 등)과 산업 안전상 고위험 업무를 제외하면 대부분의 직무는 개별 평가 후 수행이 가능합니다. 최근 1년 이내에 의식 소실을 동반한 발작이 있었거나 전조 없이 갑작스럽게 쓰러진 적이 있고, 약물 순응도가 떨어지거나 불규칙한 생활을 피하기 어려운 경우에는 고위험 작업(고소·중장비·대형 운전·항공·철도 등)을 피하고 사업장 근로자의 뇌전증 관리지침의 '비교적 안전한 업무' 범위에서 직종을 선택하는 것이 좋습니다. 야간·교대 근무를 줄이고 일정한 수면 리듬을 유지해야 하며, 발작 후에는 최소 2일의 회복 시간이 필요합니다. 또한 통원 치료·정기 외래 진료일에 대한 배려를 받아야 합니다.

ⓠ 자녀가 최근 뇌전증 진단을 받았는데 다니는 학교에 이 사실과 항경련제를 복용한다는 것을 알려야 할까요?

학교는 뇌전증 환자가 오랜 기간 생활하고 미래를 준비하는 필수적인 공간입니다. 우리 사회에는 아직 뇌전증에 대한 편견이 많으며, 부모와 교사도 예외가 아닙니다. 법적으로 반드시 알려야 하는 것은 아니지만, 학생의 생명과 안전, 교육권 보장을 위해 최소한의 정보는 학교에 알리는 것이 좋습니다.

학교에 알려야 하는 내용은 뇌전증을 앓고 있다는 사실과 증상 발생 시 대응 방법입니다. 환자의 안전을 확보하면서 민감한 건강 정보가 불필요하게 노출되지 않도록 환자인 자녀의 동의를 받아 최소한의 범위에서만 알리는 것이 좋습니다. 담임교사, 보건교사, 필요하다면 체육교사 등 안전을 위해 꼭 필요한 교사에게만 알리세요.

뇌전증을 앓는 학생은 질병으로 인해 학습과 안전에 대한 배려가 필요합니다. 발작 등 응급 상황 발생 시 즉각적인 조치를 받아야 하고, 시험 중 증상이 나타나면 재시험 기회를 제공받아야 합니다.

체육 활동이나 야외 활동의 제한 또는 허가에 대한 의견도 필요합니다. 예를 들어 체육, 수영, 현장체험학습 등은 개별적으로 조정해야 하고, 야영이나 수련회처럼 수면을 취하기 어려운 행사는 대체 활동이나 적절한 보호장치를 제공받아야 합니다. 또한 향후 국내에 응급 약물이 도입되면 이를 사용할 수 있어야 합니다.

약 복용 관련 질문들

Q 휴일이라 늦잠을 잤는데, 약을 공복에 먹어도 되나요?

평소에 규칙적으로 항경련제를 복용하는 경우에는 2시간 정도 늦어졌다면 식사 후 바로 복용하는 것이 좋습니다. 항경련제는 일반적으로 위장장애를 일으키지 않지만, 공복에 복용하면 흡수가 빨라져 어지럼증이나 졸림 등의 부작용이 더 심하게 나타날 수 있습니다.

Q 아침에 약을 복용하지 못했는데, 바쁘게 움직이다 보

니 오후 3시에야 알았습니다. 어떻게 해야 할까요?

알게 된 시간에 바로 복용하세요. 다만 저녁 약을 먹는 시간과 너무 가깝다면 최소 4시간을 띄워서 복용하는 것이 좋습니다. 만약 저녁 약을 먹어야 하는 시간에 알았다면 저녁 약을 복용하면 됩니다.

ⓠ 자녀가 저녁 약을 먹지 않고 잠들었습니다. 막 자정이 지났는데 깨워서 먹여야 할까요?

매우 어려운 질문이네요. 깊이 자는 자녀를 깨우기는 어렵지만, 다시 쉽게 잠드는 자녀라면 깨워서 먹여도 됩니다. 낮이라면 조금 늦었더라도 바로 먹는 것과 같은 이유입니다.

반면 자녀가 잠드는 데 어려움을 겪는 편이라면 그대로 재우고, 그 대신 아침 약을 빠뜨리지 않고 복용하도록 해야 합니다. 또한 잠들 때 증상이 종종 발생했다면, 깨웠다가 다시 재울 경우 증상이 나타날 위험이 있으므로 그대로 재우는 것이 나을 수 있습니다. 다만 과거에 저녁 약을 먹지 않고 자다가 새벽에 증상이 생긴 적이 있다면 깨워서 약을 복용하게 해야 합니다.

ⓠ 저녁 약을 두 번 먹은 것 같은데 어떻게 해야 하나요?

갑자기 많은 용량을 복용했으니 졸리거나 어지러울 수 있습니다. 이러한 부작용이 나타나는지 잘 살펴보고, 부작용이 사라질 때까지 조심하세요. 특히 자전거 타기나 운전 등은 삼가야 합니다.

앞서 말했듯이 성인 기준으로 모든 약은 한 알이 적정 용량이고, 두 알이 최고 용량입니다. 비유하자면 라면 1개가 1인분이고, 아무리 많아도 2개까지 먹을 수 있습니다. 과량 복용을 예방하려면 미성년자 환자는 부모가 항경련제를 먹여야 합니다. 상황이 여의치 않으면 1회 복용량만 자녀에게 맡기는 것이 안전합니다.

반대로 비상시를 대비해 예비약을 준비해야 하는 경우도 있습니다. 이러한 경우에는 가방, 학교나 회사의 사물함, 세면도구 가방 등에 1~2회 복용량을 준비해 두세요.

ⓠ 시차가 있는 지역으로 여행을 가는데, 약을 어떻게 복용해야 하나요?

출발과 도착 시간을 고려해 마지막 복용 시간에서 12시간을 넘기지 말고, 더 짧은 간격으로 복용하는 것이 좋습니다. 시차와 관련해 가장 걱정되는 것은 수면 부족입니다. 약 복용 간격이 늘어나면 혈중 약물 농도가 감소해 위험 요인이 더해지므로, 가능하면 복용 간격을 줄이는 것이 좋습니다. 8시간이 경과한 경우에는 현지에서 아침이나 저녁 식사를 할 때 복용해도 됩니다.

예를 들어 새벽에 집을 나와 로마로 여행을 간다고 해봅시다. 한국 공항에서 오전 8시에 아침 약을 복용하고 오후 2시에 비행을 시작하면 직항은 13시간 30분이 걸립니다. 그러면 기내에서 한국 시간 기준 오후 8시에 저녁 약을 복용합니다. 로마에 도착하면 한국 시간으로 오전 3시 30분이고, 현지 시간으로는 오후 7시 30분입니다. 호텔에 도착하면 오후 9시쯤 되겠지요. 그때 다시 저녁 약을 복용하면 됩니다. 이렇게 하면 한국 시간으로 새벽 5시경 약을 복용한 것이니 12시간 이내가 됩니다.

정리하면 한국 시간 기준 아침 8시, 저녁 8시(기내), 로마 현지 오후 9시(한국 기준 세벽 5시)가 복용 시간이 됩니다. 현시에서는 아침저녁으로 복용하다가 귀국할 때는 약 복용 시간을 한 번 당기는 방식으로 적용하면 됩니다.

ⓠ 약의 부작용으로 도무지 집중이 안 되고 자꾸 졸립니다. 지난 외래 진료에서 담당 의사 선생님은 아직 용량이 낮아서 그럴 리 없다고 하셨지만, 너무 졸립고 머리에 안개가 낀 것 같아요.

약 복용 전후로 이런 차이가 분명하다면 담당 의사에게 실제 상황을 정확히 말해야 합니다. 다만 그전에 너무 늦게 자거나 불규칙하게 자는 것은 아닌지, 수면 위생을 한번 점검해야 합니다.

진료실에서 자주 드는 예가 입대한 현역 군인들의 수면 시간입니다. 군대에서는 오후 9시에 청소와 정리를 마치고 점호를 합니다. 그리고 9시 50분에 불을 끄고 10분간 명상 시간을 가진 뒤 오후 10시부터 잠을 잡니다. 기상 나팔은 오전 6시에 울리고, 침구를 정리하고 나와 국민의례와 체조, 달리기를 하지요. 해가 지고 3시간이 지나면 각성 호르몬의 분비가 줄고 수면 호르몬이 분비되며, 이와 함께 부교감신경이 활성화되어 잠을 자게 됩니다. 반대로 해가 뜨고 밝아지면 수면 호르몬의 분비가 중단되고 각성 호르몬이 분비되면서 잠을 깹니다. 여기에 운동과 식사를 하면 하루를 시작할 준비를 마치는 것이지요.

그러나 현대 한국인은 수면 위생 측면에서 매우 좋지 않습니다. 대부분의 성인은 자정 무렵 잠자리에 들고 오전 6~7시에 출근 준비를 합니다. 중고등학생들은 밤 10시에 학원을 마치고 귀가해서 새벽 1~2시에 잠들었다가 아침 7~8시에 일어납니다. 대학생은 새벽 2~4시에 자고 오전 9~12시에 일어나는 경우가 많습니다. 즉 대부분 자연적으로 주어진 시간보다 늦게 자고 적게 잡니다.

따라서 낮 동안 커피를 마시며 잠을 쫓거나 졸거나 엎드려 자는 경우가 많습니다. 이런 상황에서 항경련제를 복용하기 시작하면 나른하고 졸린 증상이 뚜렷하게 나타납니다. 항경련제의 대표적인 부작용은 용량에 비례해 졸음과 어지러움이 나타나는 것입니다. 원래 잠이 부족한 상태에서는 적은 양의 항경련제만으로도 졸린 증상이 심해집니다.

항경련제를 복용하게 되면 이 점을 고려해 취침 시간을 최대한 이른 시간으로 정해야 합니다. 물론 업무가 많거나 시험 기간에는 잠을 줄일 수밖에 없을 수도 있습니다. 그럼에도 잠을 함부로 줄이지 않고 되도록 이른 시간에 충분히 자는 것이 뇌전증 재발을 막는 데 도움이 되며,

항경련제의 부작용을 줄이는 방법입니다.

ⓠ 발진이 나서 몸의 여러 곳에 번지고 간지럽습니다. 응급실로 가야 하나요?

항경련제의 대표적인 부작용이 발진과 알레르기 반응입니다. 이는 예측할 수 없는 부작용으로, 약제를 시작한 지 3개월이 지난 시점에도 나타날 수 있습니다. 의학적으로는 지연성 과민 반응에 해당하고 페니토인, 카르바마제핀, 트리렙탈, 라믹탈, 페노바르비탈 등이 대표적입니다. 심한 경우에는 발진이 온몸에 퍼지고 심한 혈관 염증으로 인해 화상을 입은 것처럼 피부가 벗겨지기도 합니다. 생명이 위험할 정도로 심각한 상태입니다.

대부분 발진이 나면 음식을 먼저 의심하지만, 항경련제를 복용 중이라면 항경련제를 의심하는 것이 맞습니다. 우선 약을 중단하세요. 그리고 낮이라면 다니는 병원이나 가까운 소아신경과, 성인신경과 전문의와 상담하여 대체 약제를 처방받고 발진 치료를 받아야 합니다. 절대 미루면 안 됩니다. 야간이라면 응급실에서 발진 처방을 먼저 받고, 다음 날 다니는 소아신경과나 성인신경과를 방문하여 새로운 항경련제를 처방받아야 합니다.

ⓠ 예방접종을 받아야 하나요? 예방접종 후 증상이 재발한다는 말이 있던데요.

특정 증후군(예를 들어 드라베 증후군)의 경우 예방접종 후 발열이 나면 심한 증상이 발생할 수 있습니다. 하지만 이러한 경우가 아니라면 예방접종을 받는 것이 맞습니다. 가능하면 오전에 접종하세요. 그러면 접종 후 열이 나는지 충분히 관찰할 수 있고, 37.8℃ 이상의 미열이 나면 해열제를 복용해도 됩니다. 접종 부위가 너무 아파 잠을 설치는 경우에도 아세트아미노펜 같은 진통제나 이부프로펜 같은 진통소염제를 복용할 수 있습니다.

운전 관련 질문들

ⓠ 운전면허를 가질 수 있나요? 어떤 상태가 되면 운전면허 시험을 볼 수 있나요?

환자 본인과 다른 사람의 안전을 위해 운전에 장애가 될 만한 뇌전증이나 간헐적인 의식장애 증상이 자주 발생한다면 절대 운전하면 안 됩니다. 그러나 적절한 약물 치료를 받고 안정적인 경과를 보인다면 담당 의사의 소견과 뇌파 검사 결과 등을 참고하여 운전할 수 있도록 하는 지침이 마련되어 있습니다.

기본적인 운전 적합성 기준은 1년간 운전에 방해가 되는 뇌전증 관련 증상이 전혀 없어야 운전이 가능하다는 것입니다. 적성검사 시 의사의 소견서와 최근 뇌파 검사 결과지를 제출하는 것이 일반적입니다. 운전에 지장을 주지 않을 정도의 가벼운 증상(한쪽 손이나 어깨가 살짝 떨리는 경우, 의식은 있으나 말만 못하는 경우 등)만 발생하는 경우에는 운전이 가능합니다. 하지만 판단력이나 운전 행위에 조금이라도 지장이 주는 증상이라면 절대 운전해서는 안 됩니다. 즉 뇌전증 또는 간헐적인 의식장애 환자는 최소 1년간 운전을 방해할 정도의 증상이 없어야 운전할 수 있습니다.

수면 중에만 증상이 발생하는 경우에는 운전할 수 있지만 최소 1년간 깨어 있는 상태에서 증상이 없었음을 증명해야 합니다. 진단받은 지 얼마 안 된 뇌전증 환자도 최소 1년간 증상이 없어야 운전할 수 있습니다.

마지막으로 증상이 몇 년 동안 없어서 항발작약제를 감량할 때는 절대 운전해서는 안 됩니다. 항발작제를 완전히 중단한 후 최소 1년간 증상이 없어야 운전할 수 있습니다. 또한 뇌전증 환자는 운전을 직업으로 선택할 수 없습니다.

Ⓠ 증상이 생기면 운전면허를 반납해야 하나요?

운전면허 반납보다 중요한 것은 나와 타인의 안전입니다. 증상이 생기면 절대 운전해서는 안 됩니다. 또한 발작 재발 위험이 있다면 1시간 이상 장거리 운전을 피하고, 가능한 한 운전하지 않는 것이 좋습니다. 발작 위험이 있는 경우는 다음과 같습니다.

- 항발작제를 복용하지 못했을 때

- 과음했을 때

- 밤샘을 했거나 수면이 부족할 때

- 스트레스가 밀을 때

- 육체적으로 피로할 때

- 감기나 배탈 등으로 몸 상태가 좋지 않을 때

전조 증상이 오거나 그럴 것 같은 예감이 든다면 즉각 비상등을 켜고 차를 도로변에 세워야 합니다. 시동을 끄고 주변에 도움을 요청하세요.

뇌전증 환자와 가족에게 전하는 희망의 메시지

뇌전증으로 진단받은 후 처음 느끼는 감정은 '두렵다', '어렵다', '어찌할지 모르겠다'일 것입니다. 시간이 지나면서 화가 나기도 하고, 부인하고 싶기도 하며, 절망감이 들 수 있습니다. 아무것도 하기 싫어 우울하게 지내거나 눈물로 세월을 보낼 수도 있습니다. 혹시 잘못 진단받은 것은 아닐까, 다른 치료 방법은 없을까 해서 여러 의사를 찾아다니기도 합니다.

뇌전증 진단을 다음과 같이 비유해 보겠습니다.

'원치 않게 갑자기 다른 나라로 이사를 가서 새로운 삶을 꾸리게 되었다. 모든 것이 낯설고 어렵지만, 다행히 그

곳에는 이미 많은 사람이 살아왔다. 그저 그 나라에 잘 정착해 행복하게 살면 된다. 슬프거나 화가 나거나 힘들 수 있지만 수천 년 동안 많은 사람이 잘 살아왔으니 나도 충분히 잘 살아갈 수 있다. 아직은 낯선 세계이지만 곧 익숙해지고, 웃으며 즐겁게 생활할 수 있다. 그리고 원하는 일을 할 수 있다.'

뇌전증은 우리 사회에서 공개적으로 말하기 어려운 질환입니다. 그래서 뇌전증 진단을 받은 환자와 가족은 큰 부담을 느끼곤 합니다. 이 책을 통해 뇌전증을 더 잘 이해하고 서로를 보듬으며, 이러한 심리적 부담에서 벗어날 수 있기를 진심으로 기원합니다. 아울러 뇌전증 환자와 함께하는 여러 소아신경과 및 성인신경과 의사들과 이 길을 의연하게 걸어가기를 바랍니다.

2026년 봄,
이지훈

1 Hauser WA, Rich SS, Lee JR, Annegers JF, Anderson VE. Risk of recurrent seizures after two unprovoked seizures. N Engl J Med. 1998 Feb 12;338(7):429-34.

Berg AT. Risk of recurrence after a first unprovoked seizure. Epilepsia. 2008;49 Suppl 1:13-8.

2 Salinsky M, Kanter R, Dasheiff RM. Effectiveness of multiple EEGs in supporting the diagnosis of epilepsy: an operational curve. Epilepsia. 1987 Jul-Aug;28(4):331-4.

Bank AM, Kuzniecky R, Knowlton RC, Cascino GD, Jackson G, Pardoe HR; Human Epilepsy Project Investigators. Structural Neuroimaging in Adults and Adolescents With Newly Diagnosed Focal Epilepsy: The Human Epilepsy Project. Neurology. 2022 Nov 7;99(19):e2181-e2187.

3 Gloss D, Pargeon K, Pack A, Varma J, French JA, Tolchin B, Dlugos DJ, Mikati MA, Harden C; AAN Guideline Subcommittee. Antiseizure Medication Withdrawal in Seizure-Free Patients: Practice Advisory Update Summary: Report of the AAN Guideline Subcommittee. Neurology. 2021 Dec 7;97(23):1072-1081.

4 Capovilla G, Kaufman KR, Perucca E, Moshé SL, Arida RM. Epilepsy, seizures, physical exercise, and sports: A repor t from the ILAE Task Force on Sports and Epilepsy. Epilepsia. 2016 Jan;57(1):6-12.

5 Möller L, Krämer G, Habermehl L, Menzler K, Knake S. Driving regulations for epilepsy in Europe. Seizure. 2023 Jul;109:83-91. doi: 10.1016/j.seizure.2023.05.016. Epub 2023 May 22.

6 "New European Regulations for Driving and Epilepsy Come into Force in August 2010." ILAE, www.ilae.org/journals/epigraph/epigraph-vol-12-issue-3-summer-2010/new-european-regulations-for-driving-and-epilepsy-come-into-force-in-august-2010.

7 대한뇌전증학회, 〈환자와 보호자를 위한 안내서〉, https://www.kes.or.kr/sub04/sub06.html

8 Riikonen R. A long-term follow-up study of 214 children with the syndrome of infantile spasms. Neuropediatrics. 1982 Feb;13(1):14-23.

9 Tinuper P, Bisulli F, Cerullo A, Carcangiu R, Marini C, Pierangeli G, Cortelli P. Ictal bradycardia in partial epileptic seizures: Autonomic investigation in three cases and literature review. Brain. 2001 Dec;124(Pt 12):2361-71.

10 Capovilla G, Kaufman KR, Perucca E, Moshé SL, Arida RM. Epilepsy, seizures, physical exercise, and sports: A report from the ILAE Task Force on Sports and Epilepsy. Epilepsia. 2016 Jan;57(1):6-12.

11 Vining EP, Freeman JM, Ballaban-Gil K, Camfield CS, Camfield PR, Holmes GL, Shinnar S, Shuman R, Trevathan E, Wheless JW. A multicenter study of the efficacy of the ketogenic diet. Arch Neurol. 1998 Nov;55(11):1433-7.

12 Kossoff EH, McGrogan JR, Bluml RM, Pillas DJ, Rubenstein JE, Vining EP. A modified Atkins diet is effective for the treatment of intractable pediatric epilepsy. Epilepsia. 2006 Feb;47(2):421-4.

13 Devi N, Madaan P, Kandoth N, Bansal D, Sahu JK. Efficacy and Safety of Dietary Therapies for Childhood Drug-Resistant Epilepsy: A Systematic Review and Network Meta-analysis. JAMA Pediatr. 2023 Mar 1;177(3):258-266.

14 Martinez CC, Pyzik PL, Kossoff EH. Discontinuing the ketogenic diet in seizure-free children: recurrence and risk factors. Epilepsia. 2007 Jan;48(1):187-90.

15 Elliott RE, Morsi A, Kalhorn SP, Marcus J, Sellin J, Kang M, Silverberg A, Rivera E, Geller E, Carlson C, Devinsky O, Doyle WK. Vagus nerve stimulation in 436 consecutive patients with treatment-resistant epilepsy: long-term outcomes and predictors of response. Epilepsy Behav. 2011 Jan;20(1):57-63.

16 Englot DJ, Chang EF, Auguste KI. Vagus nerve stimulation for epilepsy: a meta-analysis of efficacy and predictors of response. J Neurosurg. 2011 Dec;115(6):1248-55.

17 이슬비 기자, "뇌전증 환자 70%, 일상생활 가능한데… 고용률은 해외 절반에도 못 미친다", 헬스조선, 2025.02.10., https://health.chosun.com/site/data/html_dir/2025/02/10/2025021002211.html

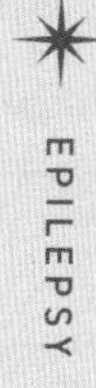

EPILEPSY

뇌전증

지은이 | 이지훈

펴낸날 | 1판 1쇄 2026년 3월 20일

대표이사 | 양경철
편집주간 | 박재영
편집 | 고은희
진행 | 지은정
디자인 | 박찬희
발행처 | ㈜청년의사

발행인 | 양경철
출판신고 | 제313-2003-305(1999년 9월 13일)
주소 | (04074) 서울시 마포구 독막로 76-1(상수동, 한주빌딩 4층)
전화 | 02-3141-9326
팩스 | 02-703-3916
전자우편 | books@docdocdoc.co.kr
홈페이지 | www.docbooks.co.kr

ISBN 979-11-93135-39-6 (93510)

- 책값은 뒤표지에 있습니다.
- 잘못 만들어진 책은 서점에서 바꿔드립니다.